Checkliste Hausapotheke

Gut sortiert für den Notfall

Dr. Cordula Lebert, Prof. Dr. Egid Strehl

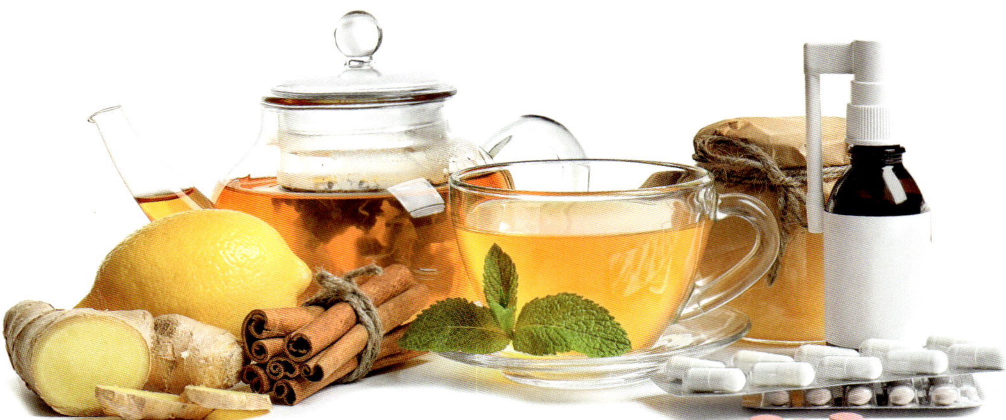

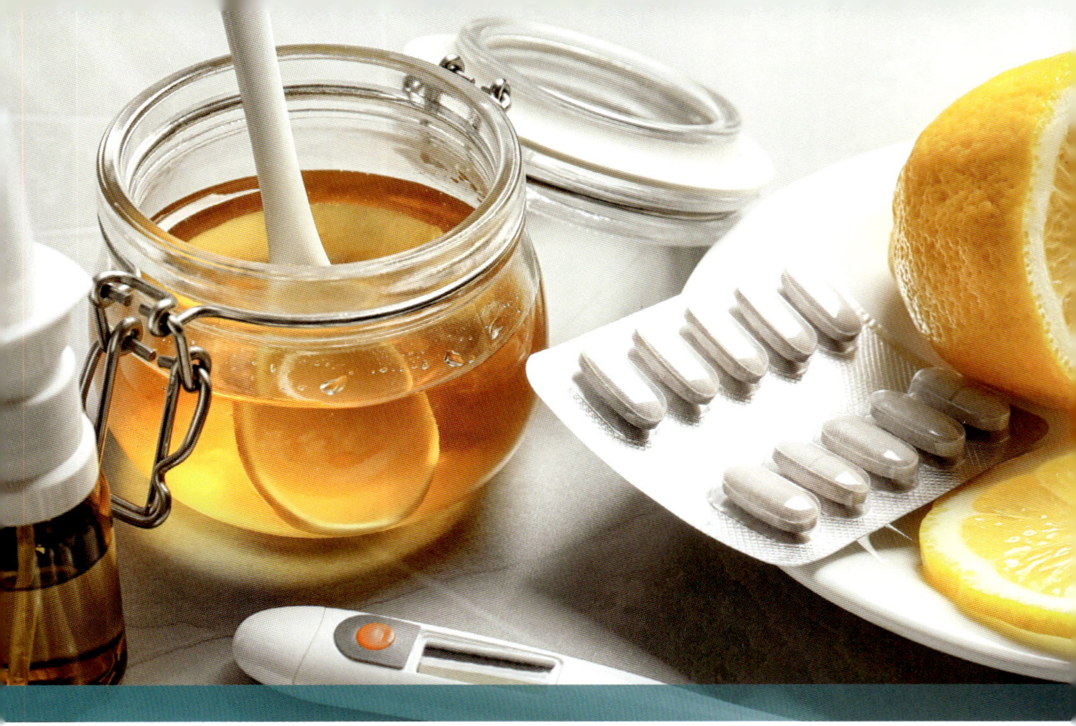

Inhalt

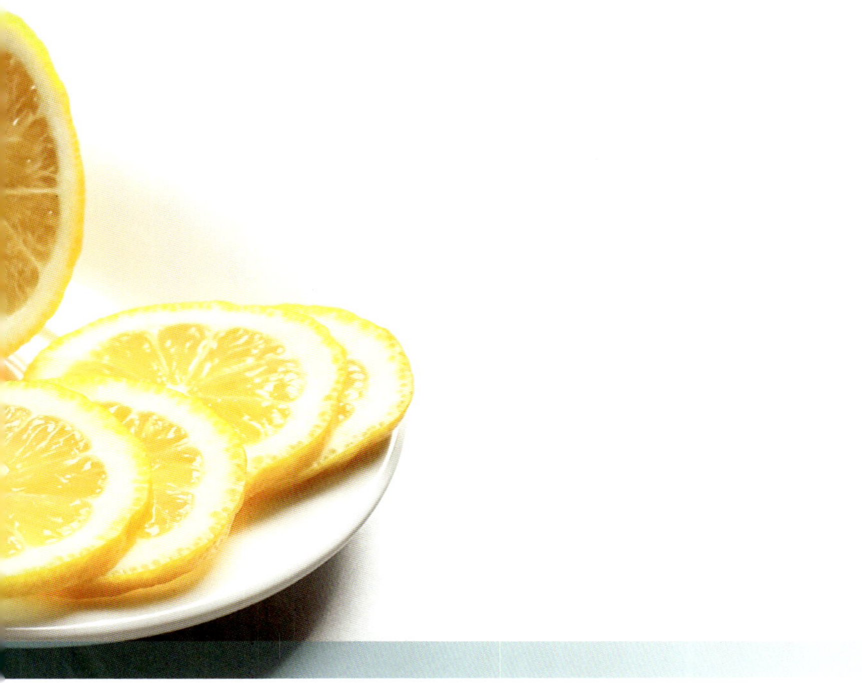

Liebe Leserin, lieber Leser,

dieser Ratgeber soll Ihnen dabei helfen, Bagatellerkrankungen selbst zu behandeln. Also Krankheiten, die häufig vorkommen und bei denen keine besonderen Maßnahmen in der Therapie und Diagnostik erforderlich sind. Wir haben es in fünf übersichtliche Kapitel eingeteilt:

Im ersten Kapitel informieren wir über die Chancen, aber auch die Grenzen der Selbstmedikation. Zudem finden Sie dort praktische Hinweise, was in eine Hausapotheke gehört und wie Sie deren Inhalt pflegen.

Im nächsten Teil beschäftigen wir uns mit verschiedenen Erkrankungen. Hier stehen zum einen die Ursachen im Mittelpunkt. Zum anderen geben wir Ihnen wertvolle Hinweise, wie sich die Beschwerden behandeln lassen. Dabei stehen nicht nur Medikamente im Mittelpunkt, sondern auch bewährte Hausmittel und Tees.

Im dritten Kapitel erklären wir Ihnen, alphabetisch sortiert, wie die empfohlenen Arzneien wirken. Ergänzend kommen Hinweise auf mögliche unerwünschte Wirkungen, Wechselwirkungen mit anderen Medikamenten und besondere Einschränkungen in der Anwendung hinzu. Das Kapitel beinhaltet zudem eine Übersicht der empfohlenen Medikamente.

Im vierten Kapitel stehen besondere Patientengruppen im Mittelpunkt. Hierzu zählen Säuglinge und Kinder, aber auch ältere Menschen, Schwangere und Stillende sowie Patienten mit Begleiterkrankungen.

Zum Schluss finden Sie eine kurze Checkliste, mit der Sie einfach überprüfen können, ob sich alle wichtigen Arzneien in der Hausapotheke befinden.

Alle Empfehlungen haben wir mit großer Sorgfalt nach dem derzeitigen Wissensstand erstellt. Für Schäden oder Unannehmlichkeiten, die durch den Gebrauch oder Missbrauch der hier zur Verfügung gestellten Informationen entstehen, können wir keine Haftung übernehmen. Und besonders wichtig: Dieser Ratgeber ersetzt weder den Besuch eines Arztes noch eines Apothekers. Dort finden Sie fundierten medizinischen und pharmazeutischen Rat.

Autorenvorstellung

Dr. Cordula Lebert
war langjährig als Krankenhausapothekerin im Klinikum Nürnberg beschäftigt. Als Fachapothekerin für Klinische Pharmazie lag ihr Schwerpunkt unter anderem auf der Berücksichtigung von Besonderheiten der Arzneimitteltherapie spezieller Patientengruppen, der Nutzen-Risiko-Bewertung einer Arzneimitteltherapie, der Therapie von Infektionskrankheiten und der individuellen Betreuung von Patienten. Im Rahmen dieser Tätigkeiten konnten zahlreiche Publikationen veröffentlicht werden.

Frau Dr. Lebert arbeitet heute nach der Erreichung des Rentenalters in einer öffentlichen Apotheke und berät hier Kunden zum sicheren Einsatz von Medikamenten in der Therapie und zur Vorbeugung von Erkrankungen.

Apotheker Professor Dr. Egid Strehl
war langjähriger Direktor der Apotheke des Universitätsklinikums Freiburg und unterrichtete an der Universität angehende Apotheker in Spezialgebieten des verantwortungsvollen und wirtschaftlichen Arzneimitteleinsatzes. Als Fachapotheker für Arzneimittelinformation publizierte er zudem zahlreiche Fachartikel zur sicheren und korrekten Medikamentenanwendung durch Patienten.

Kapitel I: Einführung

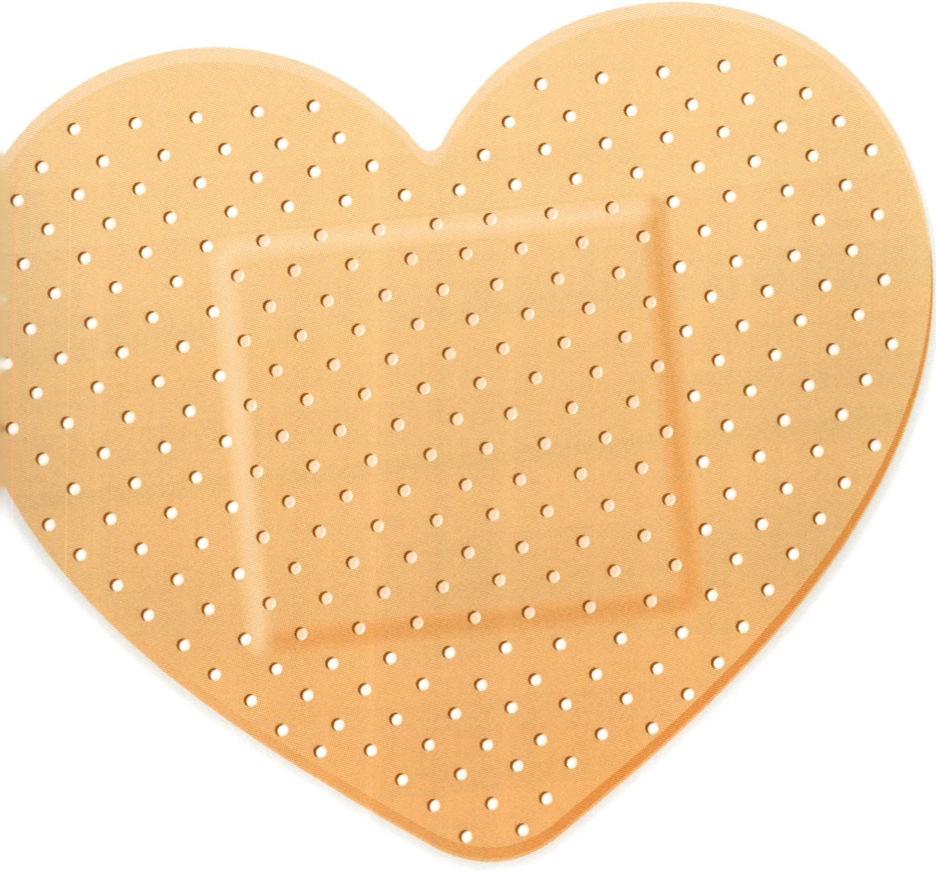

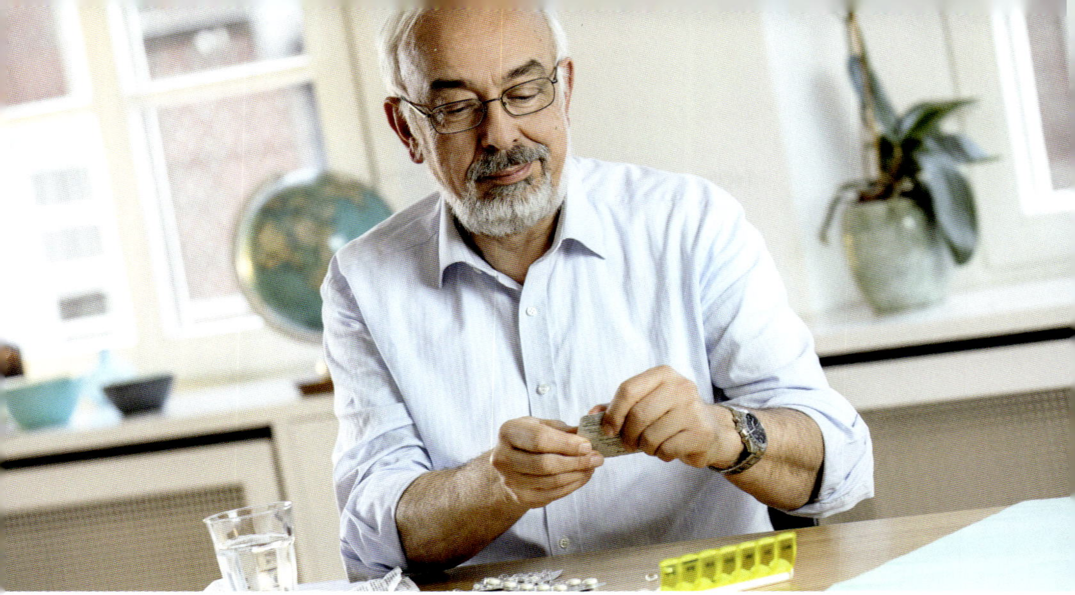

Gegen die meisten Bagatellerkrankungen hilft eine gut sortierte Hausapotheke.

Chancen und Grenzen der Selbstmedikation

Viele Beschwerden lassen sich durch eine gut bestückte Hausapotheke selbst behandeln. Allerdings gelten dafür ein paar wichtige Regeln:

1. Die Selbstmedikation sollte nur erfolgen, wenn Sie den Verlauf einer Erkrankung einschätzen können. Das bedeutet, dass eindeutige Beschwerden auftreten oder man diese bereits in der Vergangenheit erfolgreich behandeln konnte. Dies gilt für die meisten Bagatellerkrankungen, etwa eine Erkältung, Bauchschmerzen oder Kopfschmerzen.

2. In die Hausapotheke gehören keine rezeptpflichtigen Medikamente. Etwas, was Ihnen ein Arzt vormals verschrieben hat, dürfen Sie nicht in Eigenregie verwenden. Ein typisches Beispiel: Antibiotika, aber auch Arzneien gegen Rheuma, Herzleiden oder Asthma.

3. Auch nicht rezeptpflichtige Medikamente besitzen neben ihren Wirkungen Nebenwirkungen. Bewahren Sie deshalb die Packungsbeilage, auch Beipackzettel genannt, immer auf. Lesen Sie ihn sorgfältig durch oder lassen sich von Ihrem Arzt oder Apotheker beraten. Halten Sie sich an die empfohlene Dosierung und die Einnahmedauer. Das gilt auch für pflanzliche Medikamente, bei denen ebenso Nebenwirkungen auftreten. So beeinflusst etwa Johanniskraut andere Wirkstoffe.

4. Die Behandlung von Erkrankungen, die Sie bisher noch nicht hatten, klären Sie bitte mit einem Arzt ab.

5. Zögern Sie auch nicht, einen Arzt aufzusuchen, wenn keine Besserung eintritt oder sich die Beschwerden sogar verschlechtern.

6. In der Schwangerschaft oder Stillzeit sollte eine Medikation nur nach Absprache mit dem Arzt oder Apotheker erfolgen. Dies gilt auch für Nahrungsergänzungsmittel oder Hausmittel wie Tees.

7. Nicht alle Arzneimittel eignen sich für Kinder. Das gilt nicht nur für den eigentlichen Inhaltsstoff oder seine Dosierung, sondern auch für die Applikationsweise, etwa Nasensprays. Kindern kann schaden, was Erwachsenen hilft. Das gilt zum Beispiel für das bekannte Schmerzmittel Acetylsalicylsäure. Besprechen Sie im Vorfeld bei Ihrem nächsten Besuch beim Kinderarzt, was Sie im Ernstfall in Eigenregie unternehmen dürfen. Auch die Apotheke bietet Ratschläge.

8. Flüssige Medikamente enthalten in vielen Fällen Alkohol. In diesem Fall eignen sie sich nicht für Alkoholkranke, Kinder, Epileptiker, Schwangere, Stillende und Patienten mit Lebererkrankungen. Falls Sie zu einer dieser Patientengruppen zählen und eine alkoholhaltige Dauermedikation bekommen, sprechen Sie Ihren Arzt oder Apotheker darauf an. Gegebenenfalls gibt es eine Alternative.

Zögern Sie nicht, einen Arzt aufzusuchen, wenn sich Ihre Beschwerden nicht bessern.

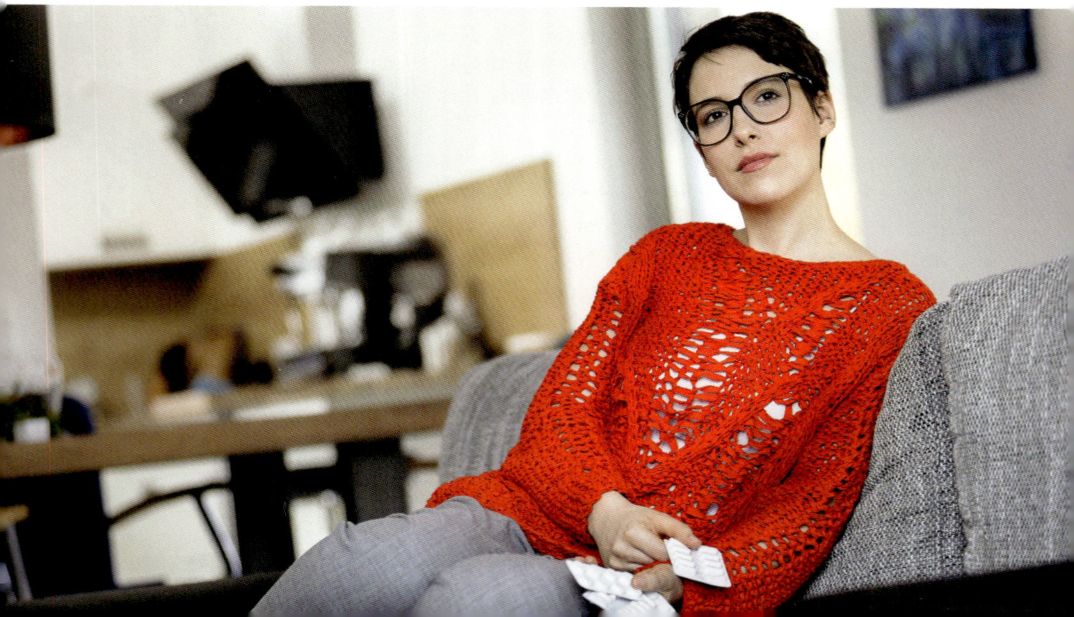

9 Es gibt Alarmzeichen, die einen sofortigen Arztbesuch erfordern. Zu den wichtigsten zählen die folgenden. Suchen Sie in diesen Fällen unbedingt einen Arzt auf:

- Akut auftretende starke Schmerzen mit unklarer Ursache, insbesondere, wenn sie im Brust- und Bauchraum auftreten
- Schwellung/Schmerzen in einem Bein mit Blässe und Kühle der Haut
- Atemnot
- Schweres Krankheitsgefühl mit hohem Fieber
- Herzschmerzen, „Herzstolpern"
- Akut auftretende Sehstörungen
- Ohrenschmerzen mit Fieber
- Anhaltender Husten
- Lähmungen
- Eintrübung des Bewusstseins
- Krampfanfälle
- Empfindungsstörungen/Taubheitsgefühl
- Unerklärliche Gewichtszunahme/Gewichtsabnahme
- Plötzlich auftretender Schwindel
- Starke, mitunter sogar blutige Durchfälle
- Starkes Erbrechen

Diese Auflistung erhebt keinen Anspruch auf Vollständigkeit.

ACHTUNG:

112

Eine erfolgreiche Behandlung von Schlaganfall und Herzinfarkt muss umgehend erfolgen.

Scheuen Sie sich nicht, sofort den Notarzt zu rufen!

Zu den ersten Anzeichen eines Schlaganfalls zählen Lähmungen (auch geringfügiger Art) , Sprach- und Sehstörungen sowie Schwindel. Bei starken Schmerzen im Brust- oder Bauchraum sollte die Möglichkeit eines Herzinfarktes ausgeschlossen werden.

Auch hier heißt es, den Notarzt unter 112 zu alarmieren.

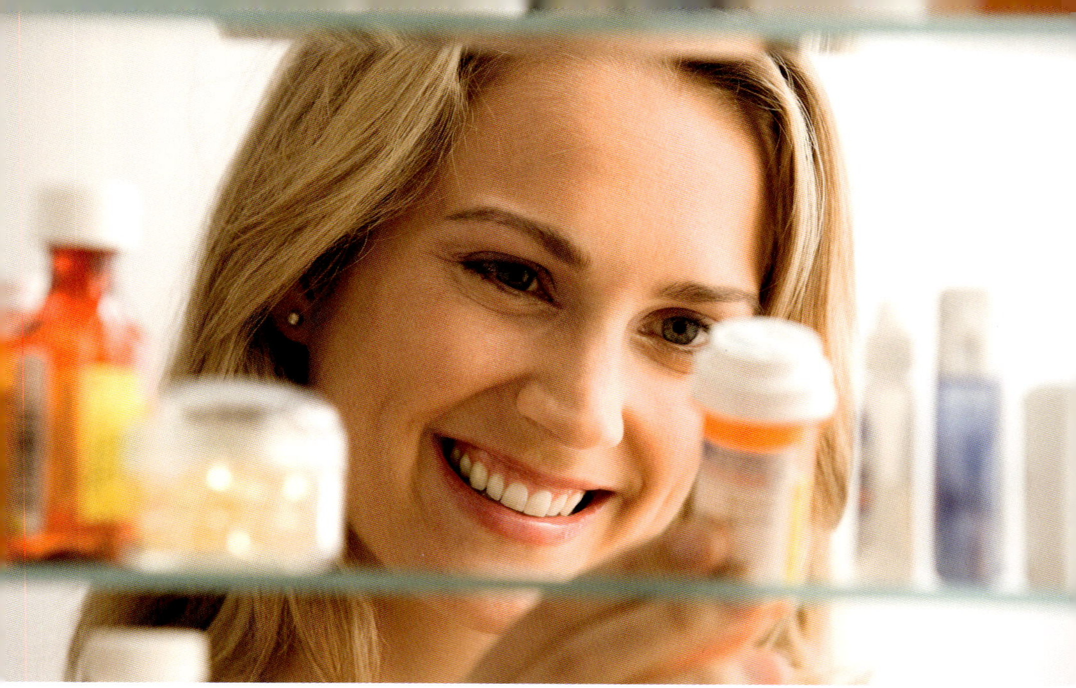

Flur und Schlafzimmer bieten einen günstigen Ort für die Hausapotheke.

Die richtige Aufbewahrung

Zur Aufbewahrung der Medikamente der Hausapotheke bietet sich ein kleines abschließbares Schränkchen oder eine Box an. Dort lassen sich die einzelnen Präparate und Hilfsmittel übersichtlich anordnen.

Medikamente unbedingt vor dem Zugriff durch Kinder oder verwirrte Personen schützen. Pillen, Salben & Co. an einem kühlen, dunklen und trockenen Ort lagern. Denn eine falsche Lagerung beeinflusst unter Umständen die Qualität und Wirksamkeit der Medikamente.

Ebenfalls wichtig: ein rascher Zugriff. Bad und die Küche eignen sich wegen der Temperaturschwankungen und der hohen Luftfeuchtigkeit nicht. Günstig dagegen etwa eine Aufbewahrung im Schlafzimmer oder im Flur.

Die Packungsbeilage und die Packungshülle bieten nützliche Informationen. Bewahren Sie die Medikamente immer mit diesen zusammen auf. Die Packungsbeilage enthält wichtige Hinweise zur richtigen Anwendung des Arzneimittels, ebenso Angaben zur sachgemäßen Lagerung und zur Haltbarkeit. Denn ein Medikament lässt sich nicht unbegrenzt verwenden. Werfen Sie die Packungshülle nicht achtlos weg, die Schachtel enthält ebenfalls übersichtlich dargestellte Informationen. Dort steht zum Beispiel, dass man ein Präparat vor Wärmeeinwirkung schützen soll, etwa Zäpfchen und bestimmte Salben. Andere wie Brausetabletten reagieren empfindlich auf Feuchtigkeit, einige Medikamente, die Vitamine enthalten, vertragen kein Licht. Im letztgenannten Fall benötigt das Arzneimittel die Verpackung nicht nur zur Information, sondern auch als Schutz.

Pflege, Aktualisierung, Beschriftung

Kontrollieren Sie den Inhalt einer Hausapotheke regelmäßig. Empfehlenswert ist eine halbjährliche Überprüfung. Welche Mittel gehen zur Neige? Was ist abgelaufen? Wurde etwas vergessen? Die Überprüfung betrifft nicht nur Medikamente, sondern auch weitere Hilfsmittel wie Verbandsmaterial und das Fieberthermometer. Anstelle von quecksilberhaltigen Modellen verwendet man heute meist digitale Varianten. Bei Bedarf bitte die Batterie auswechseln.

Bei den vielen Medikamenten verliert man leicht die Übersicht. Nützlich sind Hinweise für Einsatzgebiete auf den Verpackungen. Etwa „bei Fieber", „gegen Husten" oder „bei Durchfall". Idealerweise ergänzt dies ein Hinweis auf die Dosierung wie „dreimal täglich jeweils eine Tablette".

Aufbrauchfristen

Bei festen Arzneiformen wie Tabletten und Dragees fällt die Kontrolle der Verfallsdaten und das Einhalten der Aufbrauchfristen leicht. Das aufgedruckte Haltbarkeitsdatum gibt die maximale Lagerzeit an. Bei angebrochenen flüssigen Arzneimitteln gilt das nicht. Wie bei einer Flasche Orangensaft oder Milch verkürzt sich die Haltbarkeit nach Anbruch. Am besten das Anbruchdatum mit einem wasserfesten Stift auf Fläschchen, Tiegel oder Tube schreiben. In der Regel halten sich Tropfen und Säfte mindestens drei Monate. Aber es gibt auch Ausnahmen. Nähere Informationen enthält die Packungsbeilage. Vor der Anwendung flüssige Arzneiformen auf Trübungen überprüfen.

Anders sieht es oft bei Augen-, Ohren- und Nasentropfen aus. Nach Anbruch halten sie sich nicht so lange. So lassen sich die meisten Augentropfen dann meist nur vier bis sechs Wochen verwenden.

TIPP: Augen- und Nasentropfen am besten in Eindosisbehältnissen für den Notfall bevorraten. Das kostet zwar ein wenig mehr, man befindet sich aber in Sachen Hygiene und Haltbarkeit auf der sicheren Seite. Zudem kommen diese Zubereitungen oft ohne Konservierungsmittel aus und man verträgt sie deswegen besser.

Salben, Cremes und Balsame haben nach dem Anbruch meist auch eine verkürzte Haltbarkeit. Cremes enthalten mehr Wasser als Salben und reagieren daher empfindlicher. Diese sogenannten „halbfesten" Zubereitungen, wie der Apotheker sie nennt, können wie flüssige Arzneiformen ebenfalls verkeimen, durch den Kontakt mit Sauerstoff ranzig oder hart werden. Tuben punkten hier mehr als zum Beispiel offene Gefäße wie Tiegel.

Verfallene oder überflüssige Medikamente gehören nicht mehr in die Hausapotheke. Diese bitte entsorgen. Einige Apotheken vor Ort bieten den Service an, dies für Sie zu übernehmen. Die meisten Altarzneimittel lassen sich im normalen Hausmüll beseitigen. Stellen Sie aber bitte sicher, dass niemand Zugang zu den nicht mehr benötigten Medikamenten hat. Gerade Tabletten sind oft farbig gestaltet und es besteht das Risiko, dass Kinder sie mit Bonbons verwechseln.

TIPP: Medikamente in Zeitungspapier einwickeln. Bitte keine Arzneimittel über das Waschbecken oder die Toilette entsorgen. Sie belasten das Grundwasser und auch die Klärwerke. Quecksilberhaltige Fieberthermometer immer als Sonderabfall entsorgen. Hierzu bieten die Kommunen spezielle Sammelstellen an.

Auswahl

Der individuelle Bedarf spielt die entscheidende Rolle für die Auswahl, welches Medikament in die Hausapotheke gehört. Einige Präparate sollte sie auf jeden Fall enthalten, beispielsweise Mittel bei Verletzungen, gegen Schmerzen, Fieber, Erkältungen oder Beschwerden im Magen-Darm-Bereich. Manche leiden unter immer wieder auftretenden Beschwerden wie eine Bindehautentzündung, Ohrenschmerzen, Fieberbläschen oder ähnlichem. Hier punktet die Hausapotheke, wenn man sich für diese Fälle wappnet.

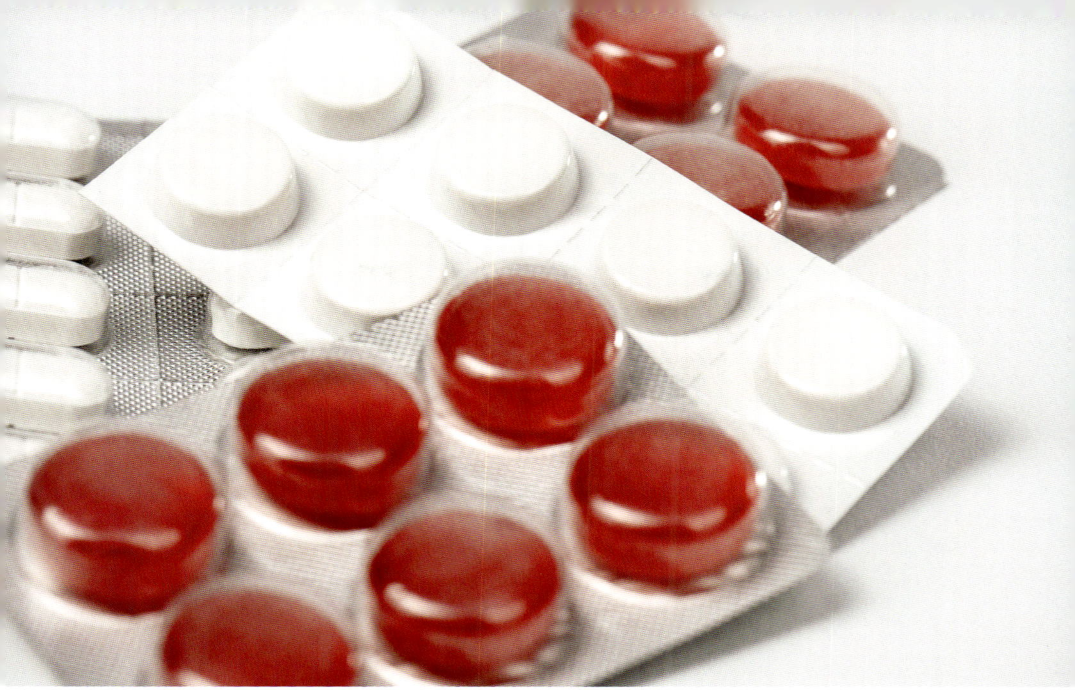

Was hilft gegen was? Bewahren Sie die Packung und den Beipackzettel immer auf.

Bei der Auswahl der empfohlenen Medikamente raten Apotheker, auf ein rationales Sortiment zu achten und innerhalb einer Wirkstoffgruppe die Mittel zu favorisieren, die die beste Wirksamkeit und Sicherheit aufweisen. Alternativen sind jedoch fast immer möglich und Ihr Apotheker wird Sie diesbezüglich sicher gut beraten. Die Medikamente im Kapitel zwei werden mit ihrer generischen Bezeichnung genannt und nicht mit ihren verbreiteten Markennamen. Im Kapitel drei finden sie eine Übersicht der Empfehlungen, mit einer Kurzbeschreibung der Einsatzgebiete, den häufigsten Nebenwirkungen und wichtigen Hinweisen sowie eine Auswahl käuflicher Präparate.

Ordnungssystem

Die übersichtliche Gestaltung der Hausapotheke erlaubt einen raschen und sicheren Zugriff. Sie können den Inhalt alphabetisch oder nach Themengebieten ordnen. Auch für informierte Laien ist die Ordnung nach den Einsatzgebieten wohl die sinnvollste, also gegen Fieber und Schmerzen, Sonnenbrand und Insektenstiche, Verletzungen, und so weiter ...

Notfallnummern

Im akuten Notfall geht es vor allem darum, Ruhe zu bewahren und einen passenden Notdienst schnellstmöglich zu erreichen. Damit Sie im Ernstfall alle notwendigen Telefonnummern zur Hand haben, gehört eine aktuelle Liste in die Hausapotheke. Sie enthält die wichtigsten Rufnummern und die Nummer Ihres Hausarztes/Facharztes. Hier die deutschlandweit gültigen Nummern. Bitte ergänzen Sie diese mit Ihren wichtigen persönlichen Kontakten.

Rettungsdienst der Feuerwehr — 📞 112

Hinweis: Immer, wenn akut Notfallsituationen auftreten, in denen unmittelbar Hilfe geleistet werden muss, ist die 112 zu wählen. Das gilt etwa bei schweren Unfällen, Herzinfarkt oder Schlaganfall. Unter der genannten Nummer werden Sie automatisch und kostenlos mit der nächstgelegenen Notrufzentrale der Feuerwehr beziehungsweise des Rettungsdienstes verbunden. Folgende Angaben erleichtern die rasche Hilfe:

Wer?	Name und Telefonnummer angeben
Wo?	Name, Straße, Etage angeben
Was geschah?	Unfall, Vergiftung, Feuer, Explosion, …
Wie viele Verletzte?	Anzahl angeben
Welche?	Arten der Verletzung´
Wer wird verlangt?	Notarzt, Feuerwehr, Krankentransport
Warten:	auf Rückfragen der Rettungsleitstelle

Ärztlicher Bereitschaftsdienst — 📞 116117

Hinweis: In den Notfallpraxen sind niedergelassene Ärzte im Einsatz, die Patienten außerhalb der Sprechzeiten in dringenden, aber nicht akut lebensbedrohlichen Fällen ambulant behandeln – nachts, an Wochenenden und Feiertagen.

Bitte beachten Sie: Die kostenfreie Nummer gilt deutschlandweit ohne Vorwahl jeden Tag rund um die Uhr.

Hinweis: Der Ärztliche Notfalldienst ist nicht zu verwechseln mit dem Rettungsdienst, der in lebensbedrohlichen Fällen Hilfe leistet

Polizeinotruf — 📞 110

Hinweis: Der Polizeinotruf ist zu wählen bei nicht medizinischen Notsituationen, Straftaten oder Verkehrsunfällen

Ihre persönlichen wichtigen Telefonnummern

Hausarzt und Fachärzte: __________

Stammapotheke: __________

Bundesweit gibt es Giftnotrufzentren, deren Experten rund um die Uhr erreichbar sind. Bei dem Verdacht auf eine Vergiftung mit Medikamenten, Pflanzen, Pflanzenschutzmitteln oder anderen Giftstoffen erhalten Sie hier Rat und Hilfe. Leider gibt es bundesweit keine einheitliche Rufnummer. Die unten angegebenen Telefonnummern sind zum Stand der Druckauflage gültig. Überprüfen Sie diese bitte von Zeit zu Zeit, etwa über eine Suchanfrage im Internet.

Bundesland	Giftnotruf
Baden-Württemberg	0761 19240
Bayern	089 19240
Berlin und Brandenburg	030 19240
Bremen, Hamburg, Schleswig-Holstein und Niedersachsen	0551 19240
Hessen und Rheinland-Pfalz	06131 19240
Mecklenburg-Vorpommern, Sachsen, Sachsen-Anhalt, Thüringen	0361 730730
Nordrhein-Westfalen	0228 19240
Saarland	06841 19240

Erste-Hilfe-Anleitung

Niemand möchte in die Situation kommen, eine verletzte oder ohnmächtige Person als Erster aufzufinden. Dennoch sollte man sich auf diese Situation vorbereiten. Die richtigen Maßnahmen können Leben retten. Die meisten von uns haben diese Notfallmaßnahmen im Rahmen des Führerscheinerwerbs gelernt. Aber wie lange ist das schon her? Wer in der Stresssituation eines Notfalls richtig reagieren will, sollte das immer wieder üben.

Oberste Disziplin bei der Ersten Hilfe:
Ruhe zu bewahren, die Unfallstelle notfalls abzusichern und einen Notruf abzusetzen. Lassen Sie dabei Ihre eigene Sicherheit nicht außer Acht. Prüfen Sie die Ansprechbarkeit und die Atmung des Patienten, um dann weitere Maßnahmen einzuleiten.

Verbandkasten für das Auto

Für den Notfall müssen Sie auch als Autofahrer gerüstet sein, um Erste Hilfe leisten zu können. Ein Verbandkasten ist in jedem PKW per Gesetz Pflicht. Autos müssen mit einem Verbandkasten ausgestattet sein, dessen Inhalt der DIN-Norm Nr. 13164 entsprechen muss. Für Motorräder besteht diese Pflicht nicht, allerdings bietet es sich auch hier an, ein kleines Notfallset mit sich zu führen.

Das gehört in den Auto-Verbandkasten nach DIN 13164:

1 x Heftpflaster, DIN 13019-A, 5 x 2,5 cm

4 x Wundschnellverbände, DIN 13019-E, 10 x 6 cm

1 x Verbandpäckchen K, DIN 13151-K

2 x Verbandpäckchen, DIN 13151-M

1 x Verbandpäckchen, DIN 13151-G

1 x Verbandtuch, DIN 13152-BR, 40 x 60 cm

1 x Verbandtuch, DIN 13152-A, 60 x 80 cm

6 x Kompressen, 10 x 10 cm

2 x Fixierbinden, DIN 61634-FB-6

3 x Fixierbinden, DIN 61634-FB-8

2 x Dreiecktücher, DIN 13 168-D

1 x Rettungsdecke, 210 x 160cm

1 x Erste-Hilfe-Schere, DIN 58279-A 145

4 x Einmalhandschuhe, DIN EN 455

2 x Feuchttücher zur Hautreinigung

1 x 14-teiliges Fertigpflasterset V

Einige Bestandteile, etwa zur Wundversorgung, besitzen ein Verfallsdatum, da das Material altert. So kleben Pflaster oft nicht mehr und Einmalhandschuhe können porös werden. Durchlässige Handschuhe bieten dem Ersthelfer keinen Schutz mehr vor ansteckenden Krankheiten der verletzten Person. Auch zu Ihrer eigenen Sicherheit sollten Sie den Verbandkasten daher regelmäßig prüfen. Ein fehlender oder veralteter Verbandkasten ist übrigens bei der TÜV-Prüfung ein Mangel.

Falls in der Hausapotheke in dem Fall einer Wundversorgung das zweckmäßige Material fehlt, greift man gern auf den Inhalt des Verbandkastens zurück. Denken Sie aber bitte daran, die entnommenen Artikel alsbald wieder zu ergänzen und eventuell auch die Hausapotheke damit auszustatten. In der Apotheke können Sie verbrauchte oder abgelaufene Bestandteile nachkaufen.

Die Auswahl an Verbandkästen ist groß und nicht immer ist ein teurer Verbandkasten auch der bessere. Unabhängig vom Preis besitzen Modelle nach der DIN-Norm Nr. 13164 immer den gleichen Inhalt.

Für einige Körperteile, etwa Finger, gibt es spezielle Pflaster.

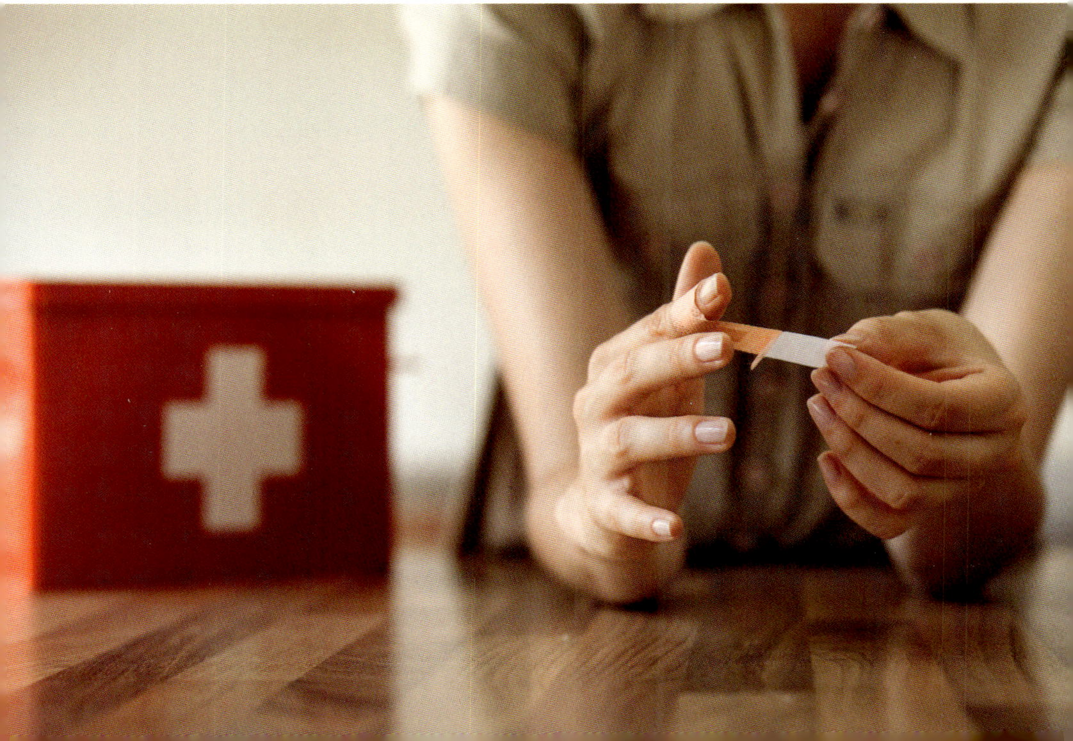

Kapitel II: Erkrankungen

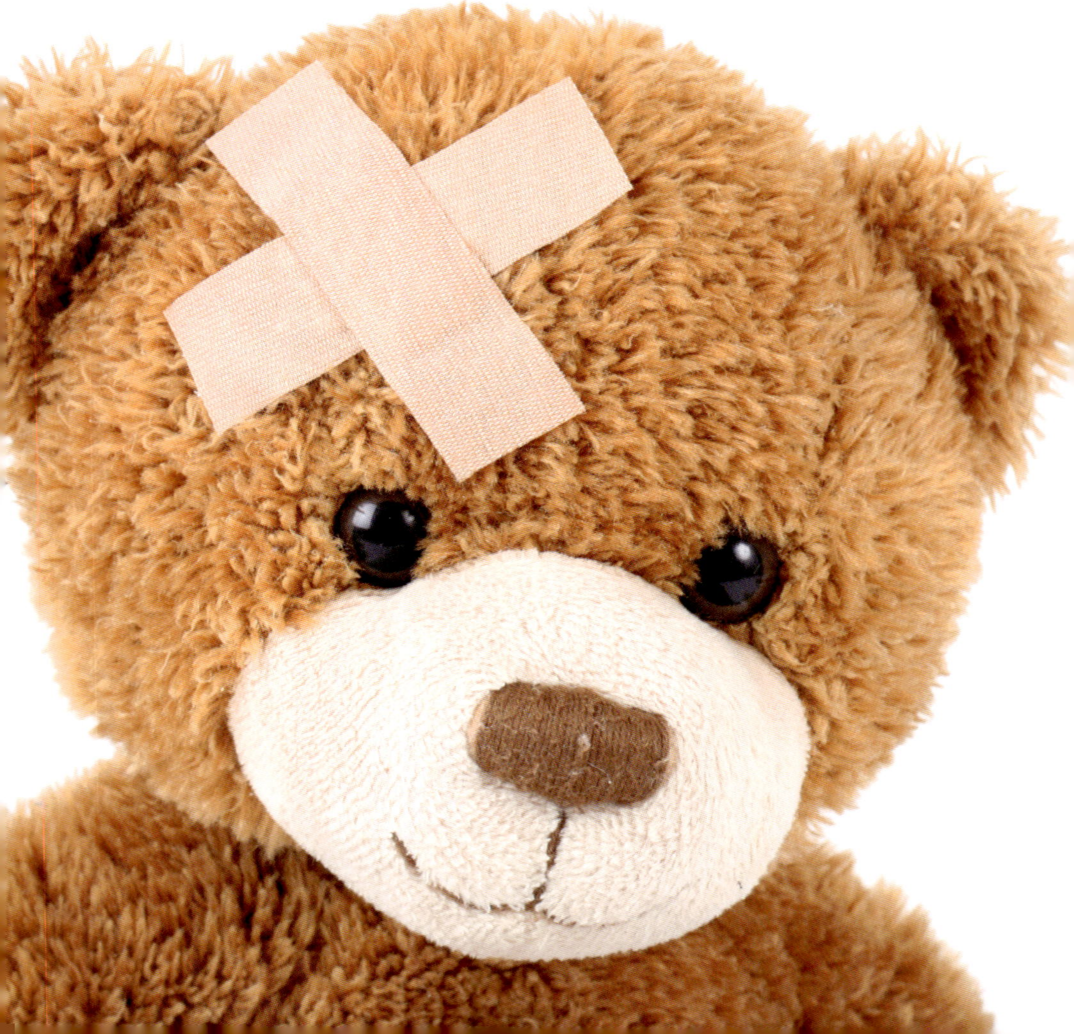

Erkältungen, Magen-Darm-Verstimmungen, Kopfschmerzen, Bagatellverletzungen, lästige Insektenstiche und andere Unpässlichkeiten begleiten uns das ganze Jahr über. Sie erfordern häufig keinen Arztbesuch, da sie meist keine schweren Gesundheitsstörungen mit sich bringen, die Ursache oft bekannt ist oder sich aus den Symptomen leicht erklären lassen.

Hier ist oft schnelle Hilfe mit bekannten Hausmitteln oder Mitteln aus einer gut sortierten Hausapotheke gefragt. Dabei möchten wir Sie unterstützen.

Im folgenden Kapitel werden wir Sie mit den häufigsten Erkrankungen vertraut machen und Ihnen nützliche Hinweise für eine rasche Genesung an die Hand geben.

Bei schwerem oder unklarem Krankheitsbild, länger andauernden Beschwerden sollten Sie aber auf jeden Fall einen Arzt konsultieren.

Die Grenzen der Selbstmedikation haben wir auf den Seiten 9 und 10 beschrieben.

Kapitel II: Erkrankungen

Wunden, Brandverletzungen, Sonnenbrand

Phasen der Wundheilung, Prinzipien der Behandlung

Zunächst eine kurze Einführung zur Wundheilung. Sie verläuft unabhängig von Art und Ausmaß der Verletzung in drei Phasen ab, die sich zeitlich überlappen können und sich nicht vollständig voneinander trennen lassen. Die Wundversorgung soll für einen möglichst raschen und vollständigen Verschluss der Wunde sorgen, um den Schutz gegenüber der Umwelt wieder herzustellen.

Reinigungsphase:

In dieser Phase füllt sich die Wunde nach der Verletzung mit Blut und Gewebewasser. Die Blutgerinnung setzt ein und der Körper bildet Wundschorf. Er soll die Wunde vor einer Wundinfektion schützen. Abgestorbenes Gewebe und eingedrungene Keime werden von der körpereigenen Abwehr abgebaut und beseitigt. Die Reinigungsphase kann ein bis vier Tage dauern. Kommt es jedoch zu einer Infektion, verlängert sich die Reinigungsphase, was die Wundheilung verzögert.

Granulationsphase:

Nach der Selbstreinigung der Wunde beginnt der Reparaturprozess. Er kann zwei bis vierzehn Tage dauern. Die Wunde beginnt sich vom Wundgrund aus mit neuem Gewebe zu füllen. Neue Gefäße bilden sich im Wundgebiet. Zeitgleich produziert der Körper neues Bindegewebe, das die Wunde zunehmend von unten heraus ausfüllt. Das neue Gewebe nennen Fachleute auch Granulationsgewebe. Es besitzt eine feuchtglänzende und körnige (Granula = Körnchen) Oberfläche und wegen seiner vielen Blutgefäße eine tiefrote Farbe. Es bildet eine wichtige Barriere gegen Bakterien und Fremdkörper. Das Granulationsgewebe bietet die Voraussetzung für den anschließenden endgültigen Wundverschluss, die sogenannte Epithelisierung. Noch reagiert die Wunde sehr anfällig auf weitere Verletzungen.

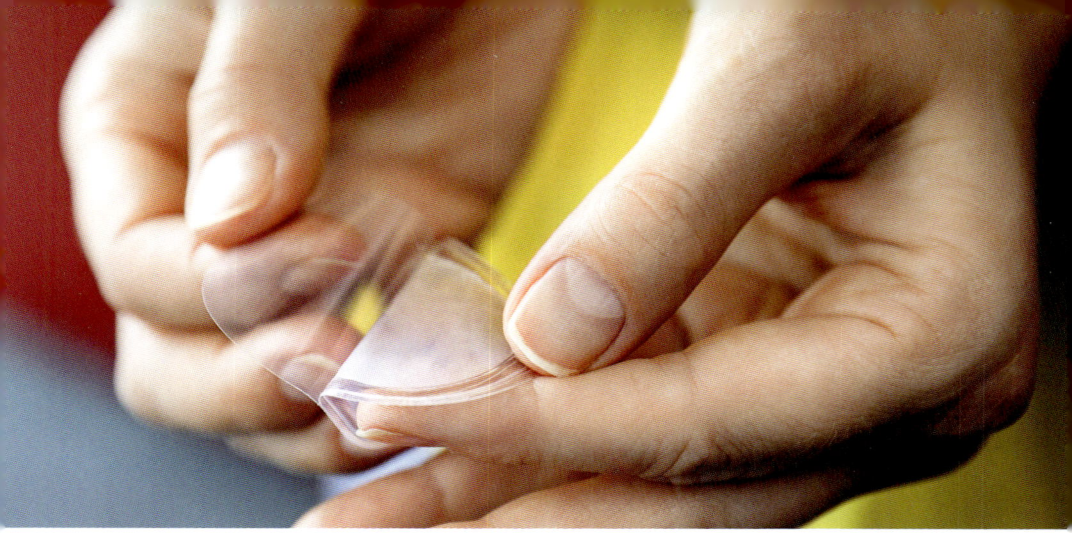

Spezielle Hydrokolloid-Pflaster haben sich bei Blasen an den Füßen bewährt.

Epithelisierungsphase:

Diese letzte Phase bezeichnen Experten auch als Regenerationsphase. In ihr beginnt die Haut, sich endgültig zu verschließen. Das Granulationsgewebe wird zunehmend wasserärmer und festigt sich. Es reifen Kollagenfasern heran und die Wunde zieht sich zusammen. Sie verkleinert sich von Tag zu Tag. Unter Umständen bildet sich ein ausgeprägtes Narbengewebe. Es sieht heller aus und zeigt sich weniger elastisch als die umliegende unverletzte Haut. Diese letzte Wundheilungsphase kann je nach Wunde auch über Monate dauern.

Auf die Frage, ob Wunden mit einem Pflaster oder ähnlichem versorgt werden oder man die Wunde an der Luft heilen lassen sollte? Die Wunde unbedingt vor weiterer mechanischer Belastung und vor Keimen schützen! Zudem verhindert eine Wundauflage, dass die Wunde austrocknet. Heute weiß man, dass eine feuchte Wundversorgung die Wundheilung beschleunigt und die Narbenbildung minimiert. Auch der typische Juckreiz verschorfender Wunden kann dadurch optimal beeinflusst werden. Fragen Sie in der Apotheke nach passenden Wundauflagen und Cremes, Gelen oder Salben.

Das sollte eine gute Wundauflage bieten:

- Schutz vor mechanischer Belastung und Keimen
- sich möglichst schmerzlos entfernen lassen ohne die Wunde weiter zu reizen
- die Feuchtigkeit der Wunde regulieren
- auf der Haut gut verträglich sein

Für alle Wunden, ob feucht, trocken, tief oder groß, gibt es angepasste optimale Wundauflagen. Fragen Sie bei speziellen Problemwunden Ihren Arzt oder Apotheker. Für den Einsatz in der Hausapotheke bieten sich Hydrokolloid-haltige Auflagen an, weil sie sich sowohl bei nässenden als auch trockenen Wunden verwenden lassen. Für eine einfache Schnitt- oder Schürfwunde reicht allerdings in den meisten Fällen auch ein ganz normales Pflaster.

Schnittwunden

Wie oft haben Sie das nicht auch bereits erlebt? Eine kleine Unachtsamkeit in der Küche oder beim Heimwerken mit schmerzhaften Folgen. Schnittverletzungen zählen zu häufigsten kleinen Unfällen im Haushalt.

Lassen Sie kleinere Schnittwunden zunächst etwas ausbluten. Die Wunde reinigt sich dadurch selbst. Danach dürfen Sie diese mit klarem und kaltem Leitungswasser reinigen. Anschließend desinfizieren. Passende Sprays oder auch Tücher gibt es in der Apotheke. Das intensive Brennen von jodhaltigen Mitteln gehört übrigens der Vergangenheit an. Moderne Octenidin-haltige Produkte brennen kaum noch.

Nach dem Desinfizieren die Wunde mit einem Pflaster abdecken. Die Klebestreifen nach Möglichkeit so anbringen, dass sie die Wunde zusammenziehen. Für Verletzungen am Finger gibt es übrigens speziell geformte Pflaster.

Bei größeren oder stark blutenden Schnittverletzungen, die tief in das Gewebe eindringen und möglicherweise auch Nerven oder Sehnen verletzen, muss ein Arzt die Wunde begutachten und unter Umständen nähen. **Ganz wichtig:** eine Tetanus-Schutzimpfung. Sind mehr als zehn Jahre vergangen, brauchen Sie eine Auffrischungsimpfung.

Zur Weiterbehandlung kann es sinnvoll sein, auf die Wunde ein desinfizierendes Polihexanid-Gel aufzutragen und sie mit einer Wundauflage und einer Mullbinde oder auch mit einem größeren Pflaster abzudecken. Sparen Sie nicht mit dem Gel. Es verhindert beim Verbandwechsel, dass die Wunde mit der Auflage verklebt. Das Verkleben tut nicht nur weh, sondern stört auch die Wundheilung.

Schürfwunden

Bei Schürfwunden können Sie in ähnlicher Weise vorgehen. Wenn sich die Wunde geschlossen hat, lässt sich die Wundheilung durch eine panthenolhaltige Salbe unterstützen.

Brandverletzungen

Verletzungen durch Verbrennen oder Verbrühen können äußerst schmerzhaft sein. Bei schweren Verletzungen oder großen Flächen auf jeden Fall einen Arzt konsultieren. Kleidung an den betroffenen Hautpartien rasch entfernen. **Aber Achtung!** Sind die Kleidungsstücke mit der Haut verklebt, dürfen Sie sie auf keinen Fall mit Gewalt abreißen!

Kleinere Verletzungen können Sie problemlos selbst behandeln. Kühlen Sie den verletzten Bereich unter fließendem Wasser, das etwa 20 Grad Celsius hat. Es kann einige Minuten dauern, bis der Schmerz nachlässt. Aber Vorsicht! Eine Auskühlung des Körpers unbedingt vermeiden. Keine Kühlung bei großflächigen Verbrennungen, bei denen in jedem Fall eine sofortige ärztliche Behandlung notwendig ist.

Bei weniger ausgedehnten Verbrennungen kann man nach der Kühlung ein Brand- und Wund-Gel auftragen. Es hinterlässt auf der Haut einen kühlenden und heilenden Film. Haben sich Blasen gebildet, diese nicht aufstechen. Dadurch dringen Erreger leichter in die Wunde ein. Etwas größere Bereiche mit einem sterilen metallbeschichteten Verbandtuch für Brandwunden abdecken und vom Arzt versorgen lassen.

Empfehlung für die Hausapotheke:

- Desinfektionsmittel auf Alkoholbasis (brennt auf der Haut) oder octeninidin-haltige Mittel
- Sortiment an Pflastern
- Sortiment an hydrokolloid-haltigen Wundauflagen
- Schere zum Zuschneiden von Pflastern

Sonnenbrand

Warme Sonnenstrahlen auf der Haut, wer liebt nicht dieses Gefühl. Aber Vorsicht, schnell kommt es zu einem Sonnenbrand. UV-Strahlen können schwere Schäden auf der Haut verursachen und erhöhen das Risiko für einen Hautkrebs. Vorsorge ist daher auf jeden Fall besser als Nachsorge. Halten Sie sich daher nicht allzu lange in der prallen Sonne auf, schützen Sie sich durch Sonnencremes mit einem hohen Lichtschutzfaktor oder schützende Kleidung. Sonnenbrille und Kopfbedeckung dabei nicht vergessen! Besonders gefährdet sind Kinder und hellhäutige Personen.

Bei einem Sonnenbrand zeigen sich nach etwa sechs Stunden die ersten Symptome einer Verbrennung. Die Haut rötet sich, fühlt sich heiß an und schmerzt. Durch starke UV-Einstrahlung bilden sich Blasen und die Haut nässt. Bei Kindern und größeren betroffenen Hautbereichen unbedingt einen Arzt aufsuchen. Nach etwa zwei bis drei Tagen schält sich die Haut und es beginnt der Heilungsprozess.

Bei einem Sonnenbrand als Erstes eine weitere Sonnenbestrahlung meiden und die geröteten Bereiche mit feuchten Handtüchern oder unter der Dusche kühlen. Anschließend kühlende Lotionen, ein Brand- und Wundgel oder ein Antihistamin-haltiges Präparat (siehe Insektenstiche) auftragen. Gegen die Schmerzen helfen entzündungshemmende Medikamente wie Ibuprofen. Auf Hausmittel wie Zitrone oder Essig sollten Sie verzichten.

Empfehlung für die Hausapotheke:
- Brand- und Wundgel

Sportverletzungen

Bewegung und Sport beugen vielerlei Erkrankungen vor. Sie reduzieren das Risiko von Herz- und Kreislauferkrankungen, regen den Stoffwechsel an, mindern eventuell vorhandenes Übergewicht und kräftigen Muskeln und Knochen. Zudem fördern sie das seelische Wohlbefinden und scheinen einen positiven Einfluss bei einigen Krebserkrankungen zu besitzen. Die Kehrseite: Im Sport kommt es mal zu Unfällen und bei Überlastung nehmen manchmal Muskeln, Gelenke und Bänder Schaden. Jeder Sportler sollte daher auf seinen Körper hören und Überforderungen vermeiden. Wer es maßlos übertreibt, riskiert Schleimbeutelentzündungen, Bänderrisse oder auch Ermüdungsknochenbrüche. Achten Sie beim Sport daher immer auf das richtige Aufwärmen, angepasste Trainingseinheiten, notwendige Pausen und die passende Ausrüstung.

Es versteht sich von selbst, dass Knochenbrüche und andere schwerwiegende Verletzungen immer in die Hand eines Arztes gehören. Das gilt auch für Beschwerden, die über einen längeren Zeitraum nicht verschwinden oder sogar zunehmen.

Neben Schürf- und Platzwunden (siehe oben) kommen vor allem einfache Prellungen, Zerrungen und Verstauchungen vor.

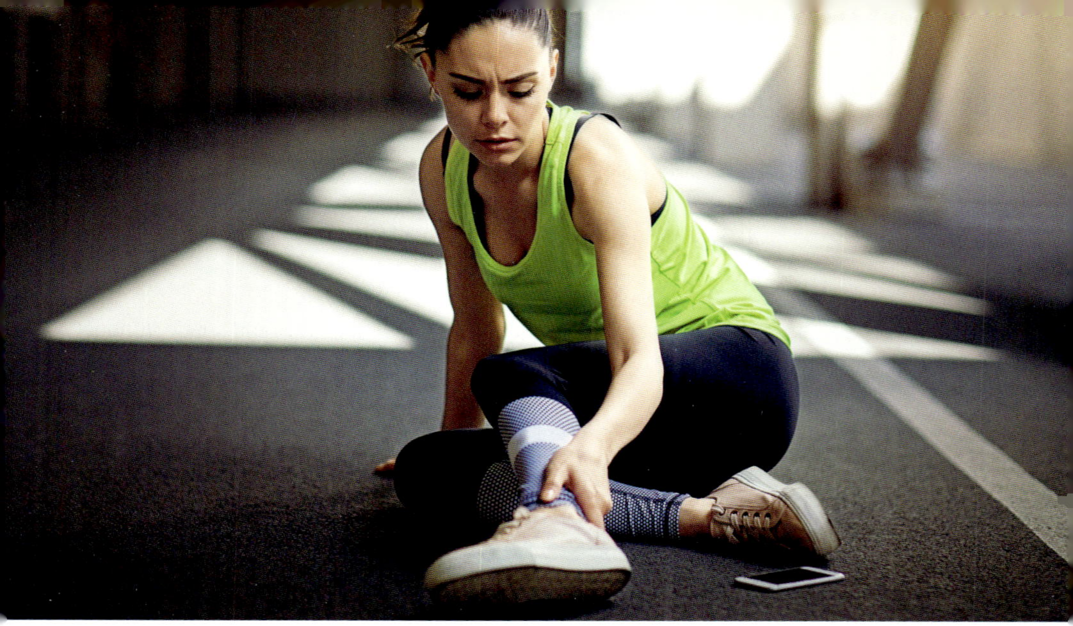

Schnelle Hilfe bei Sportverletzungen verkürzt die Beschwerdedauer.

Eine Prellung tritt nach Gewalteinwirkung auf, zum Beispiel nach einem Schlag, Sturz oder Aufprall. Die betroffene Region schwillt an und es bildet sich ein Bluterguss. Er nimmt zunächst eine blaurote Färbung an, die im Verlauf der Heilung in eine blaugrüne Schattierung übergeht.

Eine Zerrung der Muskeln kann nach einer Überdehnung oder übermäßiger Belastung auftreten. Diese Verletzung schränkt vor allem die Beweglichkeit ein. Eine Anspannung der Muskeln tut weh, bei einer Dehnung der Muskeln nehmen die Schmerzen ab.

Die schwerer wiegenden Verletzungen wie Muskelfaserrisse oder Muskelrisse treten oft als Folge einer Gewalteinwirkung auf, etwa wenn man mit einem anderen Sportler zusammenprallt. Typischerweise setzt der Schmerz plötzlich und stark anhaltend ein. Eine weitere Belastung der betroffenen Muskeln ist fast nicht möglich. Diese Sportverletzung erfordert immer einen Arztbesuch.

Verstauchungen führen die Liste der Sportverletzungen an. Besonders häufig an den Sprunggelenken, denn schnell ist man einmal mit dem Fuß umgeknickt. Verstauchungen können aber auch andere Körperregionen betreffen, wie Hand-, Knie- und Schultergelenke. Charakteristische Anzeichen sind wie bei der Prellung Schmerzen, Schwellungen und Blutergüsse.

Sportärzte haben die empfohlenen Sofortmaßnahmen für Muskel- und Gelenkverletzungen unter der Abkürzung PECH gebündelt:

P steht für Pausieren

E steht für Eis und Kühlen über mindesten 3 bis 4 Stunden, zum Beispiel mit einem Kühlpack oder speziellen Kältesprays

C steht für Compression, dem englischen Begriff für Kompression; dies lässt sich mit einer elastischen Binde erreichen

H steht für Hochlagern

Folgemaßnahmen

Leichte Sportverletzungen heilen meist problemlos innerhalb von zwei bis drei Wochen ohne Spätfolgen aus. Nach etwa drei Tagen, wenn die Schwellung zurückgegangen ist, kann eine Wärmebehandlung in Form von Bädern, Duschen oder feuchten Packungen den Heilungsverlauf beschleunigen. Ein altes Hausmittel: die Kartoffelpackung. Heiße gekochte und zerdrückte Kartoffeln in ein Tuch eingeschlagen und etwa eine halbe Stunde aufgelegen. Doch Vorsicht, leicht kann es hierbei zu Verbrennungen kommen.

Nach einigen Tagen dürfen Sie in Absprache mit Ihrem Arzt mit einer leichten Bewegungstherapie (mehrmals am Tag kurz) beginnen. Versuchen Sie, die verletzte Stelle leicht zu massieren, um den Abtransport von Resten eines Blutergusses zu beschleunigen.

Auch in Ihrer Apotheke gibt es heilsame Mittel, wie schmerzlindernde und entzündungshemmende Salben oder Gele, die zum Beispiel Diclofenac oder Ibuprofen enthalten. Arnikasalben oder Heparin-haltige Salben oder Gele lassen sich gut unter einer Bandage auftragen.

Empfehlung für die Hausapotheke:

- Heparin-haltige Salbe/Gel
- Diclofenac- oder Ibuprofen-haltige Salbe/Gel
- Kühlpack
- Sortiment elastischer Binden

Bisswunden

Bissverletzungen jeder Art, egal ob von Tier oder Mensch, sollten nicht auf die leichte Schulter genommen und immer einem Arzt vorgestellt werden. Er kann die Tiefe der Wunde und vor allem das Infektionsrisiko beurteilen und weitere gezielte Maßnahmen einleiten. Er wird mit Ihnen klären, wie lange Ihre letzte Tetanus-Schutzimpfung zurückliegt.

Als erste Maßnahme vor dem Arztbesuch sollten Sie die Wunde mit reichlich Wasser auswaschen und desinfizieren. Anschließend die Wunde mit einem sterilen Verband verschließen. Starke Blutungen lassen sich durch einen Druckverband stillen.

Meist sind Kinder von Bissverletzungen betroffen. Erklären Sie Ihren Kindern, dass sie fremde Tiere nicht berühren oder streicheln sollten. Aber auch von den eigenen Haustieren können im Spiel oder durch unbedachte Handlungen Gefahren ausgehen. Tiere mögen es nun einmal nicht, gestört zu werden, wenn sie fressen oder ihre Jungen aufziehen.

Insbesondere bei wild lebenden Tieren wie Fuchs oder Marder besteht auch die Gefahr einer Tollwuterkrankung. Die Virusinfektion kann bereits beim Hautkontakt mit Speichel oder Tränenflüssigkeit übertragen werden. Achten Sie daher auf die Anzeichen bei einem tollwutinfizierten Tier:

- Verhält sich das Tier unerwartet aggressiv oder zutraulich?
- Sind nachtaktive Tiere auch tagsüber anzutreffen?
- Produziert das Tier übermäßig Speichel oder kann es schlecht schlucken?
- Leben Sie in einem tollwutgefährdeten Bezirk?

Tollwut ist eine Infektion, die nahezu immer tödlich endet, wenn nicht rechtzeitig eine sogenannte postexpositionelle Impfung, also eine Impfung nach dem Kontakt mit einem tollwutinfizierten Tier, durchgeführt wird. Sie besteht aus einer Gabe von Tollwutantikörpern und einer aktiven Tollwutimpfung.

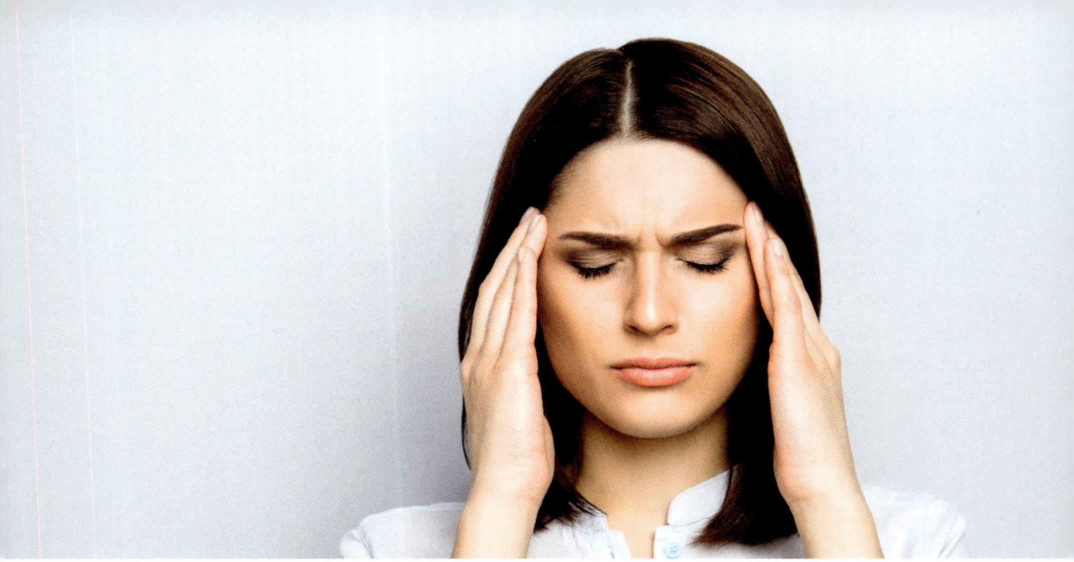

Die Wirkstoffe Ibuprofen und Paracetamol helfen gegen Kopfschmerzen.

Schmerzen

Ob im Kopf, Bauch oder den Gelenken – Schmerzen treten in allen Körperregionen auf. Sie gelten als Alarmsignal des Körpers. Bei chronischen Schmerzen oder akut auftretenden starken Beschwerden, deren Ursache unklar ist, sollten Sie sofort einen Arzt aufsuchen.

Viele Schmerzen lassen sich, zumindest kurzfristig, selbst behandeln. Sie treten etwa nach leichten Verletzungen, Verkühlung, leichten Verbrennungen, Verspannungen, Überanstrengung, als Begleitsymptom von Erkältungskrankheiten oder in Form von Gelenkschmerzen nach einem Wetterumschwung auf. Ebenfalls Klassiker: Zahnschmerzen und Kopfschmerzen, etwa in der Folge von Alkoholkonsum. Bei den Zahnschmerzen hilft meist nur der Gang zum Zahnarzt, um das Übel im wahrsten Sinne des Wortes an der Wurzel zu packen.

Es gibt einige rezeptfrei erhältliche Wirkstoffe gegen Schmerzen. Zu den wichtigsten zählen Paracetamol, Ibuprofen, Acetylsalicylsäure (ASS) und Diclofenac, teilweise auch als Kombinationspräparate. Die genannten Wirkstoffe helfen bei vielen Arten von leichten bis mittelstarken Schmerzen. Ein spezielles Mittel gegen Zahnschmerzen, Kopfschmerzen oder andere Schmerzen benötigt die Hausapotheke deswegen nicht. Wichtig: Diese Schmerzmittel nicht länger als drei Tage hintereinander oder an mehr als zehn Tagen im Monat verwenden.

Paracetamol wirkt schmerzlindernd und fiebersenkend, bei Ibuprofen, Diclofenac und ASS kommt zusätzlich noch eine antientzündliche Wirkkomponente hinzu.

Wie nahezu alle Arzneimittel besitzen sie leider nicht nur die gewünschte Wirkung, sondern auch eine Reihe von Nebenwirkungen. Zu den wichtigsten zählen bei ASS und Ibuprofen, aber auch bei Diclofenac Magenbeschwerden und bei ASS das erhöhte Blutungsrisiko. Paracetamol belastet die Leber. In diesen Fällen gilt besondere Vorsicht, wenn die Patienten unter Problemen mit dem Organ leiden. Hier helfen, wie bei jedem Medikament, die Hinweise der Packungsbeilage. Sie gibt nicht nur wichtige Hinweise zur Dosierung und zur Tageshöchstdosis, sondern auch zum Einsatz bei Schwangeren, Stillenden, alten Patienten und Kindern.

Die genannten Schmerzmittel gibt es in verschiedenen Formen zum Einnehmen, etwa als Tabletten, Kapseln, Brausetabletten oder Granulat. Fragen Sie hierzu Ihren Apotheker, er berät sie gerne. Paracetamol und Ibuprofen bietet die Apotheke auch als Zäpfchen und in flüssiger Form für verschiedene Altersgruppen an. Beides Formen, die sich besonders für Kinder eignen.

Für Patienten, die keine Medikamente schlucken möchten, gibt es auch die Möglichkeit, eine Diclofenac- oder Ibuprofen-haltige Salbe oder ein Gel auf schmerzende Bereiche aufzutragen. Das bietet sich vor allem bei Gelenkschmerzen an. Alternativ hilft bei Verspannungen auch eine Wärmebehandlung durch eine Rotlichtlampe oder ein Wärmepflaster. Zudem gibt es Salben und Pflaster, die Capsaicin enthalten, einen Stoff, den man aus Paprika gewinnt und der den Beschwerden im wahrsten Sinne des Wortes einheizt. Bei Kopfschmerzen hilft es gelegentlich schon, die Schläfen mit Pfefferminzöl einzureiben. Hierzu gibt es spezielle Produkte, etwa in Form eines Roll-on.

Empfehlung für die Hausapotheke:

- Paracetamol Tabletten, bei Kindern Saft je nach Alter
- Ibuprofen Tabletten, bei Kindern Saft je nach Alter
- Wärmepflaster gegebenenfalls in unterschiedlicher Größe
- Diclofenac- oder Ibuprofen-haltiges Schmerzgel
- Pfefferminzöl zum Auftragen
- Pflaster oder Salben mit Capsaicin

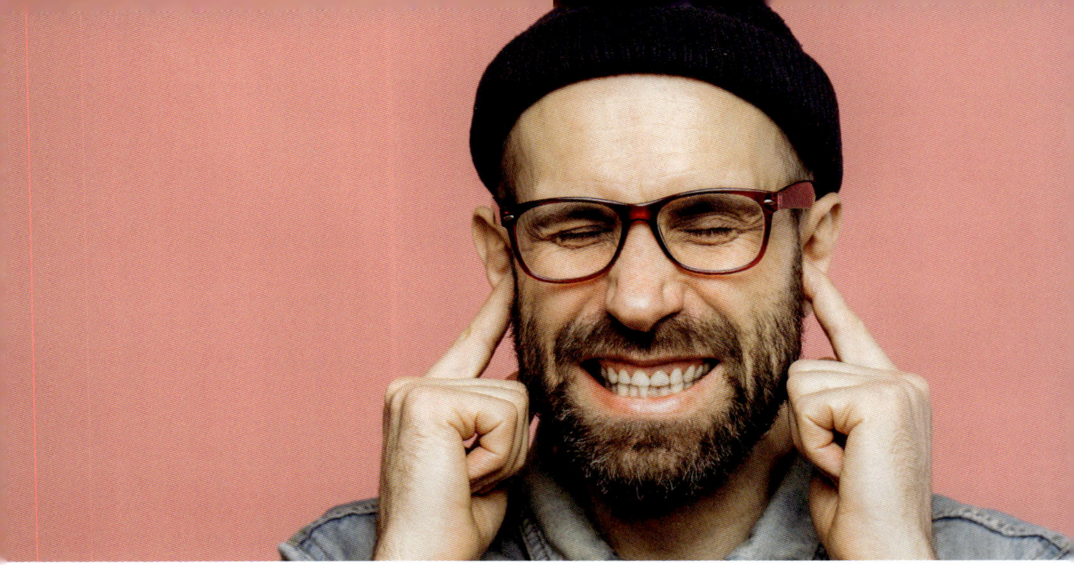

Ohrenschmerzen? Das kann auch an übertriebener Hygiene mit Wattestäbchen liegen.

Ohrenschmerzen

Am häufigsten entstehen Ohrenschmerzen durch Infektionen. Bei Erwachsenen spielen zudem Reizungen des Kiefergelenks, die auf die Ohren ausstrahlen, eine Rolle. Bei Kindern stehen dagegen Fremdkörper, die in den Gehörgang eindringen, aber auch die klassische Mittelohrentzündung im Zentrum. Scheuen Sie sich nicht, rechtzeitig zum Arzt zu gehen. Eine unbehandelte Mittelohrentzündung kann zu dauernden Hörschäden führen!

Als bewährtes Hausmittel gegen Infektionen im Ohr gelten Packungen mit rohen, zerkleinerten Zwiebeln. Sie besitzen antibakterielle Eigenschaften, was die Wirkung erklären würde.

Pfropfen von Ohrschmalz kommen sowohl bei Kindern als auch bei Erwachsenen vor. Diese lassen sich durch verschiedene Reinigungsmittel aus der Apotheke lösen beziehungsweise heraus spülen. Auch der Ohrenarzt kann sie entfernen.

Noch besser: einem Pfropfen vorbeugen. Meist liegt die Ursache in einer falschen Ohrhygiene durch die Verwendung von Wattestäbchen. Die Stäbchen schieben den Ohrschmalz oft noch tiefer in den Gehörgang. Sie eignen sich daher, wenn überhaupt, nur zur Reinigung des äußeren Gehörganges. Eine routinemäßige Reinigung ist übrigens meist nicht erforderlich, da sich das Ohr in der Regel von selbst reinigen kann. Ohrschmalz produziert der Körper im Innern des Ohres und wandert durch Kaubewegungen nach außen. Probleme kann es aber durchaus geben, wenn man zu große Mengen an Ohrschmalz bildet, sich die Zusammensetzung alters- oder krankheitsbedingt verändert oder der Gehörgang einfach zu klein oder zu groß ist. Ohrschmalz besitzt durchaus nützliche Funktionen. Er tötet Bakterien und Viren ab und schützt das Ohr durch eine wasserabweisende Schicht.

Spätestens dann, wenn Ohrenschmerzen nach kurzer Zeit nicht verschwinden, mit hohem Fieber oder deutlicher Hörminderung einhergehen oder häufig wiederkehren, sollte ein Arzt die Beschwerden abklären. Gegen die Schmerzen helfen die bereits genannten Wirkstoffe Paracetamol oder Ibuprofen. Insbesondere bei Kindern bieten sich abschwellende Nasentropfen an. Der Handel bietet auch schmerzstillende Ohrentropfen an. Besser ist es jedoch, darauf zu verzichten, da sie dem Arzt die Diagnose erschweren und bei beschädigtem Trommelfell nicht angewendet werden sollen.

Übrigens Ohrentropfen: Wenn Sie selbst erworbene oder vom Arzt verschriebene Präparate benutzen, gibt es noch ein paar Tipps für die Anwendung. Am besten, Sie bitten eine Person um Hilfe. Das Fläschchen für eine Minute in die Hand nehmen. Dann besitzt es die ideale Temperatur. Anschließend beim seitlich liegenden Patienten einträufeln. Danach mindestens noch fünf Minuten so liegen bleiben. Das hilft, dass sich die Tropfen gut verteilen und beim Aufstehen nicht sofort wieder aus dem Ohr herauslaufen.

Die Inhaltsstoffe der bereits erwähnten Zwiebel wirken wie ein natürliches Antibiotikum. Das Zwiebelpäckchen lässt sich folgendermaßen herstellen: die Zwiebeln klein hacken, bis der Zwiebelsaft austritt. Saft und Zwiebelstücke auf einem sauberen Tuch oder einer Kompresse verteilten und auf das Ohr legen. Aber Vorsicht! Saft und Stücke dürfen nicht in das Ohr gelangen!

Empfehlung für die Hausapotheke:
- Paracetamol Tabletten, bei Kindern Saft je nach Alter
- Ibuprofen Tabletten, bei Kindern Saft je nach Alter

Aus Ihrer Küche: Zwiebeln zur Herstellung von Packungen

Fieber

Die normale Körpertemperatur liegt um die 37 Grad Celsius. Im Tagesverlauf schwankt sie. Von der zweiten Nachthälfte bis zum Morgen liegt die Temperatur am niedrigsten, am Abend erreicht sie ihren Höchstwert. Die „normale" Körpertemperatur unterscheidet sich von Mensch zu Mensch. Bei Frauen im gebärfähigen Alter steigt die Körpertemperatur in der Mitte des Menstruationszyklus um etwa ein halbes Grad an und bleibt bis zum Einsetzen der Menstruation auf einem höheren Niveau. Viele Frauen kennen dieses Phänomen des Anstiegs der sogenannten Basaltemperatur vermutlich bereits als natürliche Möglichkeit bei der Kinderplanung. Stress, körperliche Arbeit oder auch eine ausladende Mahlzeit lassen die Werte ebenfalls in die Höhe klettern. Man gerät hierbei ins Schwitzen, aber die Verdunstung des Schweißes entzieht dem Körper Wärme, so dass man auch rasch wieder abkühlt.

Fieber ist eine Abwehrreaktion des Körpers. Meistens, aber nicht immer, steckt eine Infektionserkrankung dahinter. Die körpereigene Abwehr, das Immunsystem, versucht, sich gegen Erreger oder Entzündungsfaktoren zu wehren. Dabei schüttet der Körper nicht nur eine Vielzahl von Abwehrstoffen aus, sondern auch sogenannte Pyrogene, die das Fieber erzeugen. Der Vorteil: wichtige Abwehrreaktionen laufen bei höheren Körpertemperaturen schneller ab. Daher zählt Fieber zu den sinnvollen Reaktionen des Körpers.

38,9 Grad Celsius. Ein klarer Fall von Fieber.

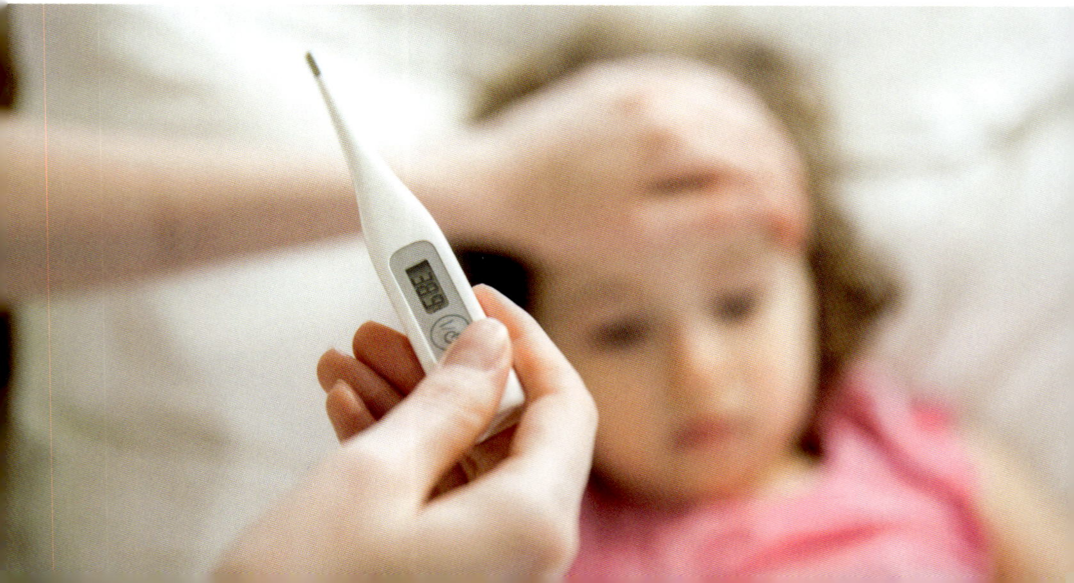

Als Fieber gilt eine Temperatur ab 38,2 Grad Celsius, wenn man die Körpertemperatur in der Achselhöhle, im Ohr oder im Mund misst. Bei einer rektalen Messung, also im Po, steigt die Grenze um 0,1 Grad Celsius. Ab 39 Grad Celsius gilt ein Fieber als hoch, jedoch kann das Fieberthermometer auf Werte von über 40 Grad Celsius steigen. Ab 41 Grad Celsius sprechen Ärzte von einer „Hyperthermie". Das kann etwa bei einer echten Grippe auftreten. Bei Erkältungen steigt die Temperatur meist nur leicht an. Als erhöhte Temperatur gilt ein Wert von 37,5 Grad Celsius bis zur Fiebergrenze.

Zu den Anzeichen einer nahenden Fieberreaktion gehören eine trockene, blasse und kalte Haut und ein unangenehmes Frösteln, das sich auch als Schüttelfrost bemerkbar macht. Der Körper wird aktiv und kurbelt den Stoffwechsel an, um mehr innere Wärme zu erzeugen. In diesem Fiebervorfeld hilft vielfach eine Wärmeflasche oder ein angewärmtes Körnerkissen, um dem Bedürfnis nach Wärme zu entsprechen.

Während der Fieberreaktion röten sich die Wangen, die Haut glüht, die Atmung intensiviert sich, der Puls steigt. Der Körper gibt vermehrt Wärme ab, man ist schweißgebadet und durstig. Auch wenn man das Fieber überstanden hat, fühlt man sich noch geraume Zeit schlapp, schwindelig und hat wenig Appetit.

Ab wann Sie bei Fieber einen Arzt aufsuchen sollten, hängt von der Höhe des Fiebers, der Fieberdauer und der Schwere der Erkrankung ab. Diese Entscheidung kann Ihnen niemand abnehmen, aber es gibt ein paar Richtlinien:

- bei Säuglingen bis zu etwa drei Monaten bereits ab 38 Grad Celsius
- bei Kleinkindern, die länger als einen Tag fiebern
- bei älteren Kindern und Erwachsenen mit Fieber oberhalb von 39 Grad Celsius
- bei einer Fieberdauer von mehr als drei Tagen
- eine Temperatur von mehr als 42 Grad Celsius ist lebensbedrohlich

Grundsätzlich sollte man fiebersenkende Mittel nicht länger als drei Tage hintereinander oder an zehn Tagen im Monat verwenden. Eine Anwendung darüber hinaus sollte nicht ohne ärztliche Begleitung erfolgen.

Eine Gefahr bei hohem oder anhaltendem Fieber ist die Austrocknung durch unzureichende Flüssigkeitszufuhr. Dies gilt vor allem für Kinder und ältere Menschen. Es können Probleme mit dem Kreislauf und dem Herzen auftreten oder sich durch die „Verdickung" des Blutes sogar vermehrt Blutgerinnsel bilden, die Blutgefäße verstopfen und beispielsweise zu Thrombosen führen können.

Als wichtigste Maßnahme bei Fieber sollten Sie jedem Kranken ausreichend Flüssigkeit anbieten. Es gilt die Faustregel, dass man pro Grad Celsius oberhalb der Fiebergrenze einen Liter Flüssigkeit zusätzlich zur üblichen Ration trinkt, wenn keine besonderen Risikofaktoren vorliegen. Um Fieber zu senken, gibt es das probate Hausmittel der Wadenwickel mit einem feuchten Tuch. Daneben bieten sich Mittel an, die Sie bereits gegen Schmerzen in Ihrer Hausapotheke vorhalten. Um Sie nochmals zu nennen: Ibuprofen und Paracetamol. ASS eignet sich nicht, da man es keinesfalls bei fiebernden Kindern einsetzen darf. Grund: ASS fördert bei Kindern das Auftreten des sogenannten „Reye-Syndroms", einer gefährlichen Funktionsstörung, die das Gehirn und die Leber betrifft, und tödlich enden kann.

Empfehlung für die Hausapotheke:

- Paracetamol Tabletten, bei Kindern Saft je nach Alter (siehe auch Schmerzmittel)
- Ibuprofen Tabletten, bei Kindern Saft je nach Alter (siehe auch Schmerzmittel)
- 1 Digitales Fieberthermometer
- 1 Wärmflasche oder 1 Körnerkissen

Erkältungen

Erkältungen verwechselt der Volksmund oft mit der echten Grippe. Richtiger für Husten, Schnupfen & Co. ist aber die Formulierung grippaler Infekt. Bei der echten Grippe handelt es sich um eine schwerwiegende virale Infektion mit hohem Fieber und plötzlich einsetzendem schwerem Krankheitsgefühl, die ein Arzt behandeln muss.

Erkältungen treten gehäuft saisonal in den kälteren Jahreszeiten auf. Der Aufenthalt mit vielen anderen Menschen in überheizten und schlecht gelüfteten Räumen fördert die Verbreitung. Trockene Luft entzieht den Schleimhäuten der Nase, des Rachens und der Atemwege Feuchtigkeit und macht sie empfindlicher gegenüber dem Eindringen von Krankheitserregern. Im Durchschnitt haben Erwachsene zwei- bis dreimal pro Jahr eine Erkältung, bei Kindern kommt sie häufiger vor.

Die Übertragung der Krankheitserreger erfolgt von Mensch zu Mensch. Vor allem beim Niesen, Husten, aber auch durch Sprechen werden Viren in winzige Wassertröpfchen eingebettet und in der Raumluft verteilt. Einige Tröpfchen sind so klein, dass sie nicht unmittelbar absinken, sondern über eine längere Zeit in der Luft schweben können. Sie gelangen so über die Atmung auf die Schleimhäute gesunder Personen. Daneben können die Viren durch eine Schmierinfektion (Kontaktinfektion) übertragen werden. Erkältungsviren überleben mehrere Stunden auf der Hautoberfläche. Daher ist es wichtig, nach jedem Naseputzen oder Husten in die Handfläche die Hände zu waschen oder zu desinfizieren, um die Viren nicht durch Berührung mit der Hand auf Gegenstände oder direkt auf Mitmenschen zu übertragen, die sich dann durch Reiben der Augen oder Berührung der Nase infizieren. Viren können auch auf berührten Gegenständen überdauern.

Zu den „Hotspots" zählen Türklinken, Treppengeländer, Telefone, Haltegriffe in Bus und Bahn und Einkaufswägen. Bei Kindern kommt noch das gemeinsam benutzte Spielzeug hinzu. Im Alltag lassen sich diese Gegenstände nicht immer meiden. Deswegen nach Möglichkeit immer wieder die Hände waschen!

Meistens lösen Viren eine Erkältung mit Husten, Schnupfen, Heiserkeit und Fieber aus. Gegen diese Erreger helfen Antibiotika nicht, die zudem immer ein Arzt verschreiben muss. Es kommt jedoch vor, dass sich auf den durch die virale Infektion angegriffenen Schleimhäuten Bakterien ansiedeln. Dies nennt man eine Sekundärinfektion, die in die Hände eines Arztes gehört.

Meist verlaufen Erkältungen harmlos und heilen innerhalb von ein bis zwei Wochen aus. Der Verlauf lässt sich durch eine Selbstmedikation unterstützen und beschleunigen. Von der Ansteckung bis zur Erkrankung vergehen in der Regel ein bis drei Tage. In dieser sogenannten „Inkubationszeit" trägt man das Virus bereits in sich und kann andere anstecken.

Die Symptome treten oft nacheinander auf. In der Regel beginnend mit einem Schnupfen und einem Gefühl der Abgeschlagenheit, gelegentlich kommt auch Fieber hinzu. Die Nase läuft, meist mit einem wässrigen und klaren Sekret, das im Verlauf dickflüssiger wird. Verfärbt sich das Sekret ins grün-gelbliche, deutet das möglicherweise auf eine bakterielle Sekundärinfektion hin. Eine Erkältung erschwert das Atmen durch die Nase, da sie die Schleimhäute anschwellen lässt. Man sagt „die Nase ist zu". Auch die Verbindungsgänge zwischen Ohr und Nase trifft es oft. Deswegen klagen viele Erkältungsgeplagte über ein Druckgefühl im Ohr und Ohrenschmerzen. Ein rauer Hals, Heiserkeit und Husten deuten darauf hin, dass die

Infektion auch die unteren Atemwege erreicht hat. Bei einer schwerer verlaufenden Erkältung kommen mitunter Kopf- und Gliederschmerzen hinzu. Auch hier gilt wie bei vielen anderen Erkrankungen: Wenn die Symptome lange anhalten oder sich verschlechtern, unbedingt einen Arzt aufsuchen.

Es gibt eine Vielzahl von Medikamenten, die die Beschwerden einer Erkältung lindern. Generell gilt es, sich bei einer Erkältung körperlich zu schonen und auf eine ausgewogene, vitaminreiche Ernährung zu achten. Wichtigste Maßnahme: viel trinken. Am besten heiße Tees oder Wasser. Auch die klassische heiße Zitrone oder eine Hühnersuppe darf es gerne sein. Allerdings ist bei Patienten mit Herz- oder Nierenproblemen bei Zufuhr größerer Flüssigkeitsmengen Vorsicht geboten und die Trinkmenge muss mit dem Arzt abgesprochen werden.

Achten Sie bei einer Erkältung auf Hygiene und waschen Sie sich so oft wie möglich Ihre Hände. Verwenden Sie Einmaltaschentücher. Diese nach dem Gebrauch umgehend entsorgen. Lassen Sie diese benutzen Taschentücher nicht herumliegen. An ihnen können sich andere Menschen anstecken. Lüften Sie Ihre Wohnung regelmäßig und stellen Sie eventuell einen Luftbefeuchter auf oder stellen einfach eine Schale mit Wasser auf die Heizung.

Inhalieren mit heißem Wasserdampf hilft vielen Betroffenen. Dieser darf gerne mit Kochsalz, ätherischen Ölen oder Kamillenblüten angereichert sein. Inhalieren gelingt mit der altbewährten Methode, den Kopf über eine Schüssel mit heißem Wasser zu halten und ein Handtuch überzustülpen. Allerdings ist das etwas umständlich und birgt das Risiko, dass man sich beim Verschütten der Flüssigkeit verbrüht und die zugefügten Substanzen die Augen reizen. Kamille besitzt zudem ein allergisches Potenzial. Einfacher gelingt das Inhalieren mit einem Dampfinhalator, der einen Mund- und Nasenaufsatz besitzt.

Für eine Anreicherung mit Kochsalz geben Sie circa neun Gramm Kochsalz auf einen Liter Wasser, man erhält eine sogenannte physiologische Kochsalzlösung. Dies entspricht ungefähr der Menge, die auf zwei gestrichene Teelöffel passt. Bei ätherischen Ölen bitte Vorsicht walten lassen. Sie tun den meisten Patienten gut, dürfen aber nicht bei Asthmatikern oder Kindern angewendet werden, da sie häufig Kampfer und Menthol enthalten und bei diesen Personen zu Atemnot führen können. Nach der Benutzung des Inhalators das Gerät gründlich reinigen und trocknen lassen. Beachten Sie bitte die Instruktionen des Herstellers. In verbliebenen Pfützen können sich Erreger vermehren und neuen Infektionen eine Quelle bieten.

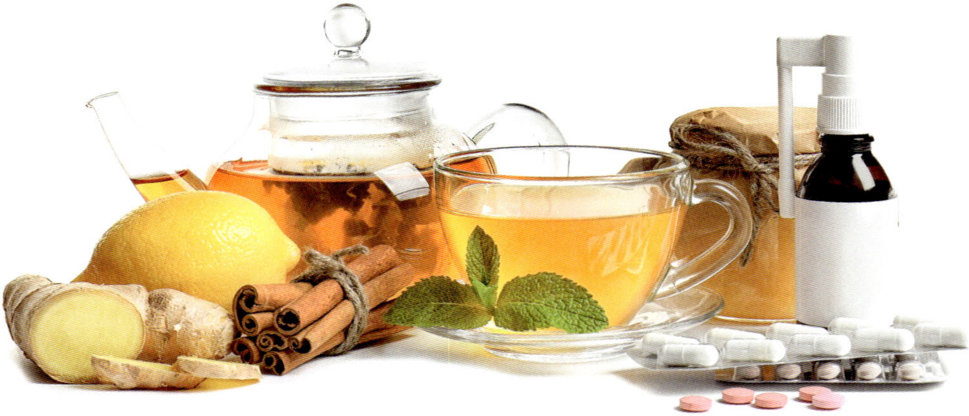

Nicht nur Medikamente, auch einige Hausmittel lindern Erkältungsbeschwerden.

Ätherische Öle gibt es häufig in Kombipackungen mit einem Inhalator im Handel. Sie können aber auch einen klassischen Erkältungsbalsam dem Wasser zufügen, sofern diese Anwendungsart in den Packungsbeilagen aufgeführt ist. Dieser Balsam, den es auch in spezieller Form ohne Kampfer und Menthol für Kinder gibt, lässt sich auch zum Einreiben verwenden.

Mit einem Kissen unter dem Oberkörper lässt sich der Kopf beim Schlafen hochlagern, was die Atmung erleichtert. Ein guter und ausreichender Schlaf macht Sie morgens fitter und stärkt Ihre körpereigene Abwehr. „Man schläft sich gesund". Dass Zigarettenrauch schadet, muss man nicht nur bei Erkältungsgeplagten besonders betonen. Viele Raucher leiden zudem besonders unter Schnupfen, Husten & Co. und verzichten teilweise freiwillig auf ihre Zigaretten.

Empfehlung für die Hausapotheke:

- 1 Dampfinhalator
- Erkältungsbalsam mit ätherischen Ölen zum Einreiben oder als Zugabe zur Inhalation (Vorsicht bei Kindern und Asthmatikern)
- Kamillen- oder ein Erkältungstee aus der Apotheke

Schnupfen

Die Nase zu, die Atmung erschwert. Das möchte man so rasch wie möglich lindern. Denn dies verhindert oder erschwert auch weitere Komplikationen wie eine Entzündung der Nasennebenhöhlen. Neben den bereits genannten Maßnahmen können Geübte eine Nasendusche einsetzen. Nasenduschen gibt es in Apotheken. Die Spülung erfolgt mit einer speziellen Wasser-Salz-Mischung. Hierfür gibt es in der Apotheke fertig abgepackte Salzpäckchen. Diese einfach in der Nasendusche mit handwarmem (zuvor abgekochtem) Wasser mischen. Die Nasendusche ist allerdings nicht jedermanns Sache. Angenehmer empfinden viele die bereits erwähnte Inhalation. Falls Sie eine Rotlichtlampe besitzen, kann die Anwendung bei Schnupfen wohltuend wirken.

Beim Naseschnäuzen scheiden sich die Geister. Immer mehr Ärzte raten davon ab. Es entsteht ein hoher Druck, der Sekret in die Nasennebenhöhlen und in die Ohrtrompete presst. Falls Sie das Gefühl haben, die Nase entleeren zu müssen, halten Sie dabei immer ein Nasenloch zu und entleeren das andere. Anschließend das benutzte Taschentuch umgehend entsorgen.

Die angeschwollenen Nasenschleimhäute verursachen das Gefühl, dass sich die Nase verstopft anfühlt. Hier helfen abschwellend wirkende Nasentropfen. Sie gibt es mit unterschiedlichen Wirkstoffen und Konzentrationen als Tropfen oder Sprays. Die Wirkung ist in etwa gleich, die Wirkdauer der Präparate aber unterschiedlich. Zu den länger wirksamen zählt das Xylometazolin, das man etwa zweimal pro Tag anwendet. Vermerken Sie das Anbruchdatum und halten Sie die Aufbrauchfristen ein.

Abschwellende Nasentropfen auf keinen Fall länger als eine Woche nutzen. Beachten Sie zudem die Hinweise der Packungsbeilage. Bei einer längeren

Zwei- bis dreimal im Jahr schlagen Schnupfen & Co. bei Erwachsenen zu.

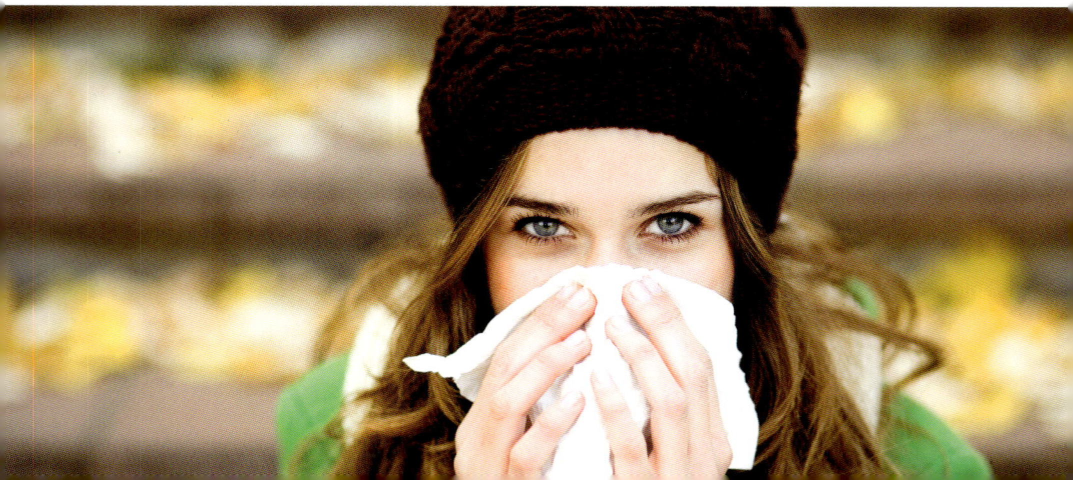

Anwendung gewöhnt sich Ihre Nasenschleimhaut daran, was sie schädigt. Sobald die Wirkung der Tropfen nachlässt, schwellen die Nasenschleimhäute übermäßig an. Die Tropfen werden dann häufig erneut eingesetzt, um diese Nachwirkung zu kompensieren. Auf Dauer trocknen die Schleimhäute aus und werden anfällig für weitere Infektionen. Diesen Teufelskreis zu durchbrechen ist äußerst schwierig.

Achten Sie beim Kauf von Nasentropfen für Kinder darauf, dass sie sich auch für die jeweilige Altersgruppe eignen. Es gibt Mittel für Säuglinge, Kleinkinder sowie für Schulkinder und Erwachsene. Als Alternative ohne Anwendungseinschränkung lassen sich Kochsalz-haltige Nasentropfen oder -sprays verwenden, die die Nasenschleimhaut befeuchten. Sie enthalten teilweise den Zusatz von Panthenol.

Empfehlung für die Hausapotheke:
- Xylometazolin-haltige abschwellende Nasentropfen in Einzelportionen (EDO)

Hinweis: Konzentrationen für verschiedene Altersgruppen beachten.

Zur Ergänzung: Nasenspray/-tropfen mit Salzlösungen, Nasendusche mit abgepacktem Spezialsalz

Erkältungshusten

Nach dem Schnupfen stellt sich bei Erkältungen oft auch der Husten ein. Zunächst tritt er in Form eines trockenen Reizhustens auf. Er geht dann in einen produktiven Husten über, bei dem man Schleim abhustet. Man unterscheidet also zwischen dem trockenen Reizhusten ohne Abhusten von Schleim und einem verschleimten Husten. Husten ist ein sinnvoller Reflex des Körpers. Er entfernt damit Krankheitserreger wieder aus dem Körper. Medikamente, aber auch Hausmittel, unterstützen in vielen Fällen den Heilungsverlauf.

Ein trockener Reizhusten tut oft weh. Besonders nachts äußert er sich quälend. Da man mit ihm aber keine Erreger abhustet, darf man diesen Hustenreiz auch „abschalten" und mildern. Zur Auswahl stehen pflanzliche Hustenmittel mit Auszügen aus der Eibischwurzel, Isländisch Moos, Spitzwegerich sowie chemische Hustenstiller. Als chemische Hustenstiller kommen etwa Pentoxyverin oder Dextromethorphan infrage. Allerdings machen sie müde, beeinträchtigen das Reaktionsvermögen und belasten manchmal Magen- und Darm. Greifen Sie nur im Notfall darauf zurück und geben sie den pflanzlichen Produkten den Vorzug. Generell wichtig: viel trinken und inhalieren. Vielfach hilft es auch schon, speichelproduzierende saure Bonbons oder Honigbonbons zu lutschen.

Als altes und wirksames Hausmittel gilt ein Saft der schon bei Ohrenschmerzen erwähnten Zwiebel. Er enthält ätherische Öle und Schwefelverbindungen, die Erreger abtöten und eine antientzündliche Wirkung entfalten. Hierzu eine Küchenzwiebel würfeln und mit Kandiszucker oder Honig bei schwacher Hitze kochen. Der Sud muss eine Weile stehen, dann abfiltrieren. Der Geschmack ist allerdings nicht jedermanns Sache.

Geht der Husten in seine produktive Phase über, dürfen Sie auf keinen Fall auf Hustenstiller zurückgreifen. Sie unterdrücken den Hustenreiz. Der Hustenschleim kann nicht abgehustet werden. Mittel der Wahl sind jetzt Hustenlöser. Es gibt sie in pflanzlicher Form wie Extrakte aus Thymian, Efeu oder Schlüsselblumen. Chemische Mittel enthalten Wirkstoffe wie Acetylcystein oder Ambroxol. Sie verflüssigen den Schleim und erleichtern das Abhusten.

Gut wirksam ist auch eine Kombination ätherischer Öle, die Extrakte aus Eukalyptus, Süßorange, Myrte und Zitrone enthält. Sie besitzt eine schleimlösende, antientzündliche und antibakterielle Wirkung.

Je nachdem was Sie bevorzugen, können Sie zwischen flüssigen Formen (zum Beispiel Thymian Hustensaft, Ambroxol Tropfen) oder festen Formen (Acetylcystein: Granulat, Brausetabletten; Ambroxol: Kapseln, Tabletten) wählen.

Falls die Beschwerden nicht abklingen, unbedingt einen Arzt aufsuchen, der die möglichen Gründe dafür abklärt.

Empfehlung für die Hausapotheke:

- Isländisch Moos-haltige Pastillen für den trockenen Reizhusten
- Thymian Hustensaft oder Ambroxol Tropfen bei verschleimtem Husten
- Extrakte aus Eukalyptus, Orange, Myrte, Zitrone

Zur Ergänzung: Thymian- oder speziellen Hustentee aus der Apotheke.

Aus Ihrer Küche: Zwiebelsaft

Heiserkeit und Halsschmerzen bei Erkältungen

Heiserkeit und Halsschmerzen ergänzen oft das Erkältungsduo von Schnupfen und Husten. Die Stimme klingt rau oder versagt ganz, das Sprechen und Schlucken fällt schwer und im Hals kratzt es. Wichtigste Maßnahme: die Stimme zu schonen. Und das bedeutet, auch nicht zu flüstern, sondern möglichst gar nicht zu sprechen.

Wie bei allen Symptomen der Erkältung helfen warme Getränke, die Inhalation und die Luftbefeuchtung. Auf Alkohol, scharfe Gewürze und Rauchen besser verzichten. Das reizt die Schleimhäute zusätzlich.

Die effektivste Behandlung besteht darin, mit einer physiologischen Kochsalzlösung, Salbeitee oder antiseptischen käuflichen Lösungen zu gurgeln. Unterwegs gelingt diese Anwendung natürlich nicht so leicht. Hier bieten sich Halspastillen oder Tabletten an. Es gibt zahlreiche Produkte auf dem Markt. Isländisch Moos-haltige Pastillen, die bereits für den trockenen Reizhusten empfohlen wurden, dürfen Sie auch bei Halsschmerzen und Heiserkeit verwenden. Einige Präparate enthalten zusätzliche Wirkstoffe, wie Hyaluronsäure, die die schleimhautschützende Wirkung verstärkt. Zusätzlich bringen gelutschte Bonbons mit Honig oder Salbei eine Erleichterung.

Antiseptische Gurgellösungen gibt es mit unterschiedlichen Wirkstoffen. Dies ist meist eine Frage des Geschmackes und der Akzeptanz. Chlorhexidin-haltige Lösungen scheinen jedoch wegen eines anhaltenden Effektes günstiger zu sein.

Auch bei Halsschmerzen gilt: Falls die Beschwerden nicht abklingen, einen Arzt aufsuchen. Er kann zum Beispiel der Möglichkeit einer bakteriellen Infektion, etwa einer Angina, auf den Grund gehen.

Empfehlung für die Hausapotheke:

- Isländisch Moos-oder Hyaluron-haltige Pastillen, Lutschtabletten, ...
- Chlorhexidin-haltige Gurgellösungen
- eventuell antiseptische Halstabletten

Aus Ihrer Küche: Salbeitee

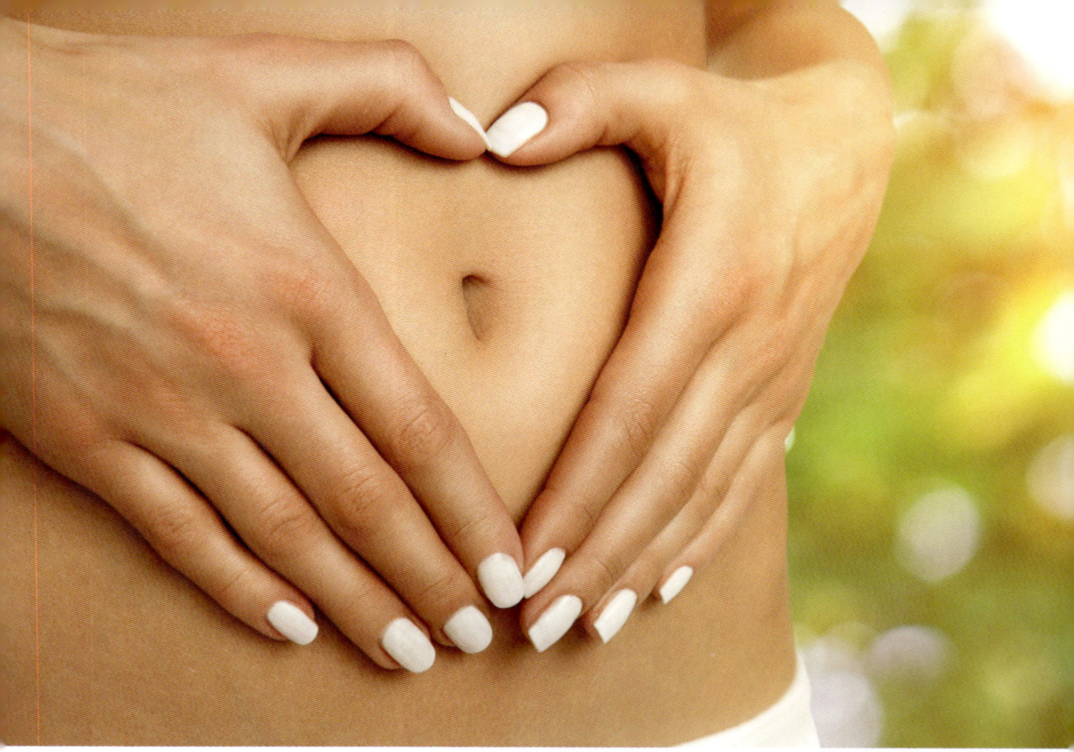

Magen-Darm-Beschwerden kommen eigentlich immer zur unrechten Zeit.

Magen-/Darmerkrankungen

Die Anzeichen von Magen- und Darmbeschwerden können sehr unterschiedlicher Natur sein und auch sehr unterschiedliche Ursachen haben. Wie leicht „schlägt es einem auf den Magen und Darm".

Häufige Anzeichen: Durchfall, Verstopfung, Blähungen, Sodbrennen, Übelkeit und Erbrechen sowie Schmerzen im Bauchraum. Oftmals verschwinden diese Beschwerden von selbst nach einigen Tagen. Sie können jedoch den Heilungsverlauf mit verschiedenen Medikamenten oder Maßnahmen unterstützen. Stellt sich keine Besserung ein, taucht Blut im Stuhl auf, halten sich die Magenschmerzen hartnäckig und kommt Fieber hinzu, unbedingt einen Arzt aufsuchen.

Viele Beschwerden lassen sich auch auf einen Reizdarm, Lebensmittelunverträglichkeiten oder entzündliche Veränderungen des Darms zurückführen. Falls der Verdacht darauf besteht, hilft ebenfalls ein Arztbesuch weiter.

Durchfall

Mediziner sprechen von Durchfall, wenn der Stuhlgang breiig oder flüssig ausfällt und man deswegen mehr als dreimal pro Tag die Toilette aufsucht. Meist plagt er einen zur unrechten Zeit, etwa auf der Arbeit oder unterwegs im Urlaub. Hier wünschen sich die Betroffenen schnelle Abhilfe. Aber Vorsicht! Zunächst sollte die Ursache geklärt werden! Und die kann sehr vielfältig ausfallen. Infektionen durch Viren oder durch Bakterien in verdorbenen Lebensmitteln kommen infrage. Auch Stress, abführende Lebensmittel wie Sauerkraut oder Lebensmittelunverträglichkeiten und sogar Medikamente zählen zu den häufigen Verursachern von Durchfällen.

Bei Erkrankungen, die durch einen Erreger verursacht wurden, lassen Sie Ihrem Körper etwas Zeit, um die ungebetenen Gäste wieder auszuscheiden. In diesen Fällen sollten Sie zunächst nur für eine ausreichende Flüssigkeits- und Mineralstoffzufuhr sorgen. Denn ansonsten trocknet der Körper durch den anhaltenden Durchfall aus. Das erkennen Sie an einem trockenen Mund, dunklem Urin und im schlimmsten Fall an Benommenheit und Kreislaufbeschwerden. Kinder und ältere Menschen sind besonders gefährdet. Frühestens am zweiten Tag sollte man den Darm mit Loperamid-haltigen Medikamenten lahmlegen und den Durchfall stoppen. Kohletabletten können dagegen bereits zu Beginn der Erkrankung eingenommen werden. Medizinische Kohle hat eine sehr große Oberfläche und bindet deshalb eine Vielzahl an Stoffen und Erregern und transportiert sie aus dem Körper. Aber Vorsicht! Durch den Durchfall und die Bindung an Kohletabletten können andere Arzneimittel, die sie regelmäßig einnehmen, an Wirkung verlieren.

Wenn Sie sicher sind, dass nicht eine Infektion, sondern eine andere der oben genannten Ursachen für den Durchfall verantwortlich ist, kann die Einnahme von Loperamid rasch die Beschwerden lindern. Als Hausmittel bieten sich Bananen und geriebene Äpfel an. Den Verlust an wichtigen Mineralstoffen gleichen Elektrolytlösungen aus der Apotheke aus. Der Klassiker Cola mit Salzstangen eignet sich nicht. Nach dem Durchfall, bei dem ja sehr häufig auch Magenprobleme auftreten, ist es oft ratsam, mit magenschonender Kost langsam wieder mit dem Essen zu beginnen.

Empfehlung für die Hausapotheke:

- Loperamid-haltige Mittel oder Kohletabletten
- Elektrolytlösungen

Verstopfung

Die meisten Menschen haben täglich Stuhlgang. Doch auch eine dreimal tägliche Entleerung oder ein Toilettengang alle zwei bis drei Tage gilt als völlig normal. Die Einschätzung und der Leidensdruck fallen individuell sehr unterschiedlich aus. Was bei dem einen noch als normal gilt, sorgt bei anderen schon für Beschwerden. Das gilt besonders dann, wenn der Stuhl hart und klumpig ist, der Darm sich nur mit großer Mühe und hohem Pressdruck entleeren lässt und das Gefühl einer unvollständigen Entleerung besteht. Gelegentlich kann es vorkommen, dass Patienten die Darmentleerung sogar unterdrücken, weil sie wehtut. Hier steckt eventuell ein Hämorrhoidalleiden dahinter. Sprechen Sie mit Ihrem Arzt oder Apotheker darüber. Bei einer plötzlichen Änderung der Stuhlgewohnheiten, bei Blut im Stuhl, schwarzem Stuhl oder länger anhaltenden Beschwerden sollten Sie einen Arzt aufsuchen.

Viele Ursachen kommen als Auslöser einer Verstopfung infrage. Hierzu zählen Bewegungs- und Flüssigkeitsmangel, ballaststoffarme Ernährung, aber auch Stress und einige Medikamente. Einer Darmträgheit können Gesunde daher meist durch ausreichende Flüssigkeitszufuhr mit täglich mehr als 1,5 Litern, regelmäßiger Bewegung, genügend Obst und Gemüse, probiotischem Joghurt sowie Vollkornbrot auf dem Ernährungsplan durchaus wirkungsvoll vorbeugen.

Falls doch einmal „gar nichts geht“, können Bisacodyl- oder Natriumpicosulfat-haltige Abführmittel oder Mikroklistiere zu einer raschen Lösung des Problems beitragen. Zäpfchen und Klistiere wirken bereits nach etwa 30 Minuten, bei Tabletten oder Tropfen setzt die Wirkung nach 6 bis 8 Stunden ein. Sie sollten allerdings nur kurzfristig eingesetzt werden.

Etwas schonender, aber nicht so rasch, fällt die Wirkung von geschrotetem Leinsamen oder Macrogol-Pulver aus. Es lässt sich über eine längere Zeit zur Unterstützung der Darmfunktion verwenden. Kurzfristig helfen zudem Präparate, die Flohsamenschalen enthalten.

Verstopfungen bei Kindern lassen sich mit dafür geeigneten Kinderklistieren oder stuhlaufweichenden Glycerinzäpfchen behandeln. Achten Sie bei Kindern gerade im Sommer auf eine altersgemäße Flüssigkeitszufuhr!

Glauber- oder Bittersalz verwendet man sehr oft vor Fastenkuren zur Darmreinigung. Ihre Wirkung ist bei richtiger Anwendung drastisch. Sie sollten diese daher zur Behandlung von Verstopfungen nicht verwenden.

Empfehlung für die Hausapotheke:
- Macrogol-haltiges Pulver
- Mikroklistiere je nach Alter oder Glycerin-Zäpfchen
- Flohsamenschalen

Aus Ihrer Küche: Leinsamen

Blähungen

„Pupsen" ist vielen peinlich. Vor allem, wenn dies in Gegenwart anderer Leute geschieht. Aber es gehört zum menschlichen Alltag. Täglich werden durch die Verdauung Gase produziert. Normalerweise nimmt der Darm sie ohne Probleme auf und sie entweichen auch bei größeren Gasmengen innerhalb kurzer Zeit. Eine übermäßige Gasproduktion im Bauchraum macht sich dagegen durch Blähungen bemerkbar, die nicht nur unangenehm, sondern sogar schmerzhaft sein können.

Verschiedene Lebensmittel fördern die Gasbildung. Hierzu zählen Zwiebeln, Knoblauch, frisches Obst und Gemüse, allen voran natürlich Kohlsorten und Hülsenfrüchte sowie frisches Brot und Eier. Da gerade diese Lebensmittel zu einer gesunden Ernährung beitragen, sollte man nicht darauf verzichten. Generell gilt es, nicht zu hastig zu essen oder zu trinken.

Meist helfen bei Blähungen einfache Hausmittel wie Anis-, Fenchel- oder Kümmeltee. Falls Sie ein Medikament einnehmen möchten, bieten sich Dimeticon-Präparate an. Die kennen viele möglicherweise bereits von der Behandlung von Blähungen bei Babys.

Empfehlung für die Hausapotheke:
- Dimeticon-haltige Tabletten/Saft

Aus Ihrer Küche: Kümmel-, Fenchel-, Anistee

Sodbrennen (Reflux)

Eine zu reichhaltige oder scharfe Mahlzeit, ein zu spätes Abendessen, zu viel Alkohol und Zigaretten, Stress. Schnell reagiert der Körper mit einem Brennen in der Magengegend und einem unangenehmen sauren Aufstoßen durch aufsteigende Magensäure beziehungsweise sauren Mageninhalt. Sodbrennen äußert sich aber auch durch ein Schmerz- und Druckgefühl hinter dem Brustbein, Heiserkeit und Halsschmerzen, Schluckstörungen oder Hüsteln.

Alles, was wir zu uns nehmen, landet zunächst im Magen. Die dort produzierte Magensäure verdaut diese Lebensmittel vor. Der Magen schützt sich gegen die aggressive Salzsäure durch seine spezielle Magenschleimhaut. Die Speiseröhre besitzt diesen Schutz nicht. Normalerweise verhindern verschiedene Abwehrmechanismen das Aufsteigen der Magensäure in die Speiseröhre. Dafür sorgen ein Schließmuskel zwischen dem Magen und der Speiseröhre und eine regelmäßige Entleerung des Magens. Beides kann gestört sein. Hier ist schnelle Abhilfe gefragt, denn eine dauerhafte Schädigung der Speiseröhrenschleimhaut kann zu schweren Erkrankungen bis hin zu Krebs führen.

Eine gesunde Lebensweise trägt dazu bei, manche Sodbrennattacke zu verhindern. Verteilen Sie Ihre Mahlzeiten über den Tag in kleinere Portionen und vermeiden Sie die Lebensmittel, die Ihnen Probleme bereiten. Die letzte Mahlzeit nicht zu spät einnehmen. Bei Beschwerden in der Nacht hilft es, den Oberkörper mit einigen Kissen hoch zu lagern. Auf Zigaretten und Alkohol besser verzichten. Tragen Sie keine zu enge Kleidung, die den Magen einengt. Manchmal trägt auch eine Gewichtsabnahme dazu bei, häufiges Sodbrennen zu vermeiden.

Bei akuten Beschwerden lohnt sich der Versuch, zunächst ein Glas stilles und lauwarmes Wasser zu trinken. Zusätzlich können säurebindende Medikamente, die sogenannten Antazida, helfen. Antazida gibt es in unterschiedlichen Zusammensetzungen, lassen Sie sich von Ihrem Apotheker beraten. Häufig werden auch sogenannte H2-Blocker (wie Ranitidin oder Cimetidin) oder Protonenpumpenhemmer (wie Omeprazol, Pantoprazol) empfohlen, die die Magensäureproduktion stoppen. Dies sollte aber nur kurzfristig zum Einsatz kommen. Präparate auf der Basis von Alginat können die Magenschleimhaut „physikalisch" schützen.

Natron zählt zu den bewährten Hausmitteln gegen Sodbrennen, lässt sich aber etwas schwierig dosieren. Wichtig: Es darf nicht mit Backpulver oder Waschnatron verwechselt werden. Diese eignen sich nicht, um Sodbrennen zu behandeln.

Empfehlung für die Hausapotheke:

- Antazida

Aus Ihrer Küche: gegebenenfalls Natron

Übelkeit/Erbrechen/Reisekrankheit

Viele Ursachen sorgen für Übelkeit. Sei es schlecht vertragenes Essen, zu viel Alkohol, verdorbene Speisen oder Schwangerschaft. Auch Stress, Migräne und die Reisekrankheit zählen zu den häufigen Auslösern. Sogar einige Medikamente können auf den Magen schlagen. Mitunter liegt eine Störung des Gleichgewichtsorgans im Ohr vor oder die Übelkeit ist ein Anzeichen einer inneren Erkrankung. Übelkeit und Erbrechen müssen daher immer, wenn sie länger anhalten, ärztlich abgeklärt werden. Treffen die Beschwerden gleich mehrere Personen, deutet dies auf eine Infektion oder Lebensmittelvergiftung hin. Auch hier hilft der Arztbesuch weiter.

Übelkeit und Brechreiz können alleine auftreten, oft folgt aber auch Erbrechen. Dies ist alles andere als schön. Aber es handelt sich um eine gewünschte Abwehrreaktion des Körpers, um den Magen von Schadstoffen zu befreien.

Manchmal liegt es auch an der Nebenwirkung von Medikamenten, dass einem übel wird.

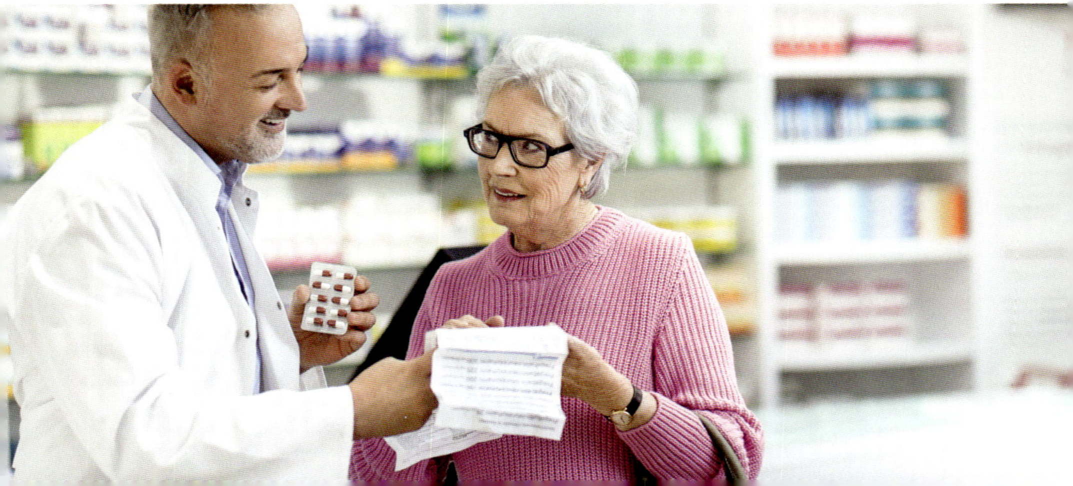

Ruhe, wenig Bewegung und eine Wärmflasche tun bereits den meisten gut. Beim Erbrechen verlieren Betroffene sehr viel Flüssigkeit, die sich durch schluckweises Trinken von Tee oder stillem Wasser ausgleichen lässt. Bei starkem Erbrechen die verlorenen Elektrolyte wieder ergänzen. Hierfür gibt es spezielle Präparate in der Apotheke, die Kalium, Natrium, Chlorid und Glukose enthalten. Sie wurden bereits beim Thema Durchfall erwähnt. Für beide Beschwerden gilt: Cola und Salzstangen galten lange als probates Hausmittel, eignen sich aber nicht. Herkömmliche Cola enthält zwar sehr viel Zucker, reizt aber den Magen durch die enthaltene Kohlensäure und das teilweise enthaltene Koffein. Salzstangen sind zwar gut verträglich, enthalten aber nicht die Kombination von Mineralstoffen, die der Körper bei Erbrechen verliert.

Beginnen Sie mit einer festen Kost zurückhaltend und vermeiden Rohkost, fette, gebratene oder geräucherte Produkte und blähende Speisen.

Bei Übelkeit und Erbrechen kann Vitamin B_6 oder Ingwer als Tee oder in Tablettenform helfen. Vitamin B_6 eignet sich für Schwangere, der Einsatz von Ingwer bei werdenden Müttern ist allerdings umstritten. Für nicht Schwangere kommen auch Medikamente infrage. Es gibt sie als Tablette oder Zäpfchen. Bei Reiseübelkeit die Tabletten etwa eine halbe Stunde vor Reiseantritt einnehmen. Ihre Wirkung hält etwa vier Stunden an. Beachten Sie aber bitte bei längeren Reisen die maximale Tagesdosis der Medikamente. Schneller wirken Reisekaugummis, die durch das Kauen zudem einen positiven Effekt auf das Gleichgewichtsorgan im Ohr besitzen. Bei Anfälligkeit für Reiseübelkeit während der Fahrt oder des Fluges nicht lesen und möglichst nach vorne schauen. Es ist eigentlich selbstverständlich, vor der Reise den Magen nicht übermäßig durch schwere Kost oder Alkohol und Zigaretten zu strapazieren. Der chemische Wirkstoff Dimenhydrinat macht müde und eignet sich daher nicht für Autofahrer.

Empfehlung für die Hausapotheke:

- Dimenhydrinat-haltige Tabletten/Zäpfchen bei Übelkeit und Erbrechen
- Pulver mit Elektrolyten und Glukose bei Erbrechen

Aus Ihrer Küche: Ingwertee bei Übelkeit

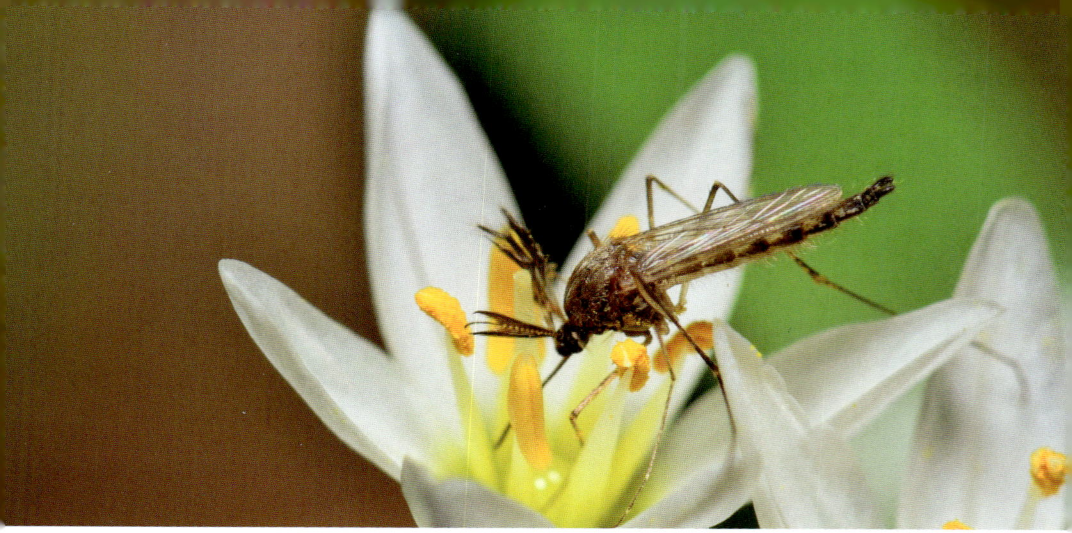

Auch mit Hausmitteln wie einer halbierten Zwiebel lassen sich Mückenstiche behandeln.

Insektenstiche

Insektenstiche sind lästig, aber meist harmlos. Die Haut schwillt an, es juckt kräftig und manchmal tut es auch weh. Was viele nicht wissen: Damit es erst gar nicht zu einer Schwellung kommt, kann man die Einstichstelle für einige Sekunden mit sehr warmem Wasser (60 Grad Celsius) oder einem erwärmten Metallteil, etwa einem Löffel, behandeln. Dies zerstört das temperaturempfindliche Insektengift. Aber Vorsicht mit der Temperatur wegen der Verbrennungsgefahr. Es gibt auch spezielle batteriebetriebene Geräte in der Apotheke, die genau die richtige Temperatur erzeugen.

Zuerst warm, dann kalt. Etwa mit einem kühlenden Umschlag oder Kühlgel oder -pack. Letzteres aber bitte in ein Tuch einwickeln, um Erfrierungen zu verhindern. Als weiteres Hausmittel kommt auch das Einreiben mit einer halbierten Zwiebel in Frage. Falls es unterwegs im Grünen passiert und Sie nichts zur Hand haben, schauen Sie doch einmal, ob Sie Spitzwegerich am Wegesrand finden. Die Blätter mehrfach knicken, damit der Pflanzensaft austreten kann, und auf die Einstichstelle legen.

Einfacher in der Anwendung, aber auch verträglicher und sicherer: Gele oder Cremes, die den Juckreiz stillen. Sie enthalten sogenannte Antihistaminika. Diese Wirkstoffe neutralisieren die Wirkung von Histamin. Diesen Botenstoff, der auch in einigen Lebensmitteln vorkommt, bildet auch der eigene Körper. Der Speichel von Insekten enthält Eiweißstoffe. Diese erkennt der Körper als fremd. Er leitet eine Alarmreaktion ein, wobei Histamin

VORSICHT:

in seltenen Fällen reagieren Menschen allergisch auf einen Insektenstich. Die Einstichstelle – und manchmal auch Gesicht und Mundbereich – schwellen stark an. Atemnot, Schwindel und Herzklopfen kommen hinzu.

Es handelt sich um einen allergischen Schock.
Es besteht Lebensgefahr!
Unbedingt sofort einen Notarzt alarmieren.

Stechen die Plagegeister im Rachenraum zu, kann dieser zuschwellen und zu einer Atemnot führen. Hier müssen Sie schnell handeln. Das Lutschen von Eiswürfeln hilft gegen die Schwellung. Aber auch in diesem Fall rasch Hilfe holen und den Notarzt rufen.

Bitte beachten: Allergiker müssen vom Arzt verordnete Notfallpräparate mit sich führen. Die Hausapotheke deckt solche Fälle nicht ab.

ausgeschüttet wird. Zu den Antihistaminika zählt etwa Dimetinden und Bamipin. Dieses bieten Apotheken in Form von Gelen rezeptfrei an – manchmal auch mit dem Zusatz von Kortison. Letzteres nur in einer geringen Konzentration. Aber es trägt dazu bei, die Entzündungsreaktion zu mindern.

Die Stiche von Stechmücken sind in aller Regel nur lästig. Bienen-, Wespen- oder Hornissenstiche tun dagegen oft nicht nur ziemlich weh, auch allergische Reaktionen treten häufiger auf. Wenn der Stachel noch steckt, diesen mit einer Pinzette vorsichtig entfernen und nach Möglichkeit die Wunde desinfizieren. Auch wenn es schwerfällt, vermeiden Sie Kratzen, denn dadurch wird die Haut anfälliger für Infektionen.

Empfehlung für die Hausapotheke:
- Dimetinden- oder Bamipin-haltiges Gel, gegebenenfalls in Kombination mit einem schwach wirksamen Kortison
- Pinzette
- alkoholhaltiges Desinfektionsmittel

Zeckenstiche

Mit steigenden Temperaturen nimmt auch die Aktivität der Zecken zu. Leider können sie verschiedene Krankheiten übertragen. Allen voran eine Viruserkrankung, die FSME (Frühsommer-Meningo-Enzephalitis), und eine bakterielle Infektion, die Borrelliose. Aber nicht alle Zecken übertragen diese Erkrankungen. Dies unterscheidet sich von Tier zu Tier und auch von Region zu Region. Sicherheitshalber sollte man sich grundsätzlich nach einem Aufenthalt im Grünen am ganzen Körper absuchen, um rechtzeitig einen Zeckenbefall zu bemerken. Die Spinnentiere bevorzugen besonders Kniekehlen, den Bauch-, Brust- und Intimbereich und bei Kindern auch den Haaransatz und den Nacken.

Das Risiko einer Übertragung der Infektionen steigt mit der Dauer der Zeit nach einem Zeckenstich. FSME-Viren kommen im Speichel der Zecke vor und können unmittelbar nach dem Stich übertragen werden. Die Borrelienbakterien befinden sich im Darm der Zecke, daher dauert es etwas länger bis sie ins menschliche Blut gelangen.

Zecken entfernt man so schnell wie möglich mithilfe einer Zeckenzange oder Zeckenkarte aus der Apotheke. Zur Not tun es auch die Fingernägel. Die Haut danach gründlich desinfizieren.

Nicht nur im Wald aktiv: Zecken.

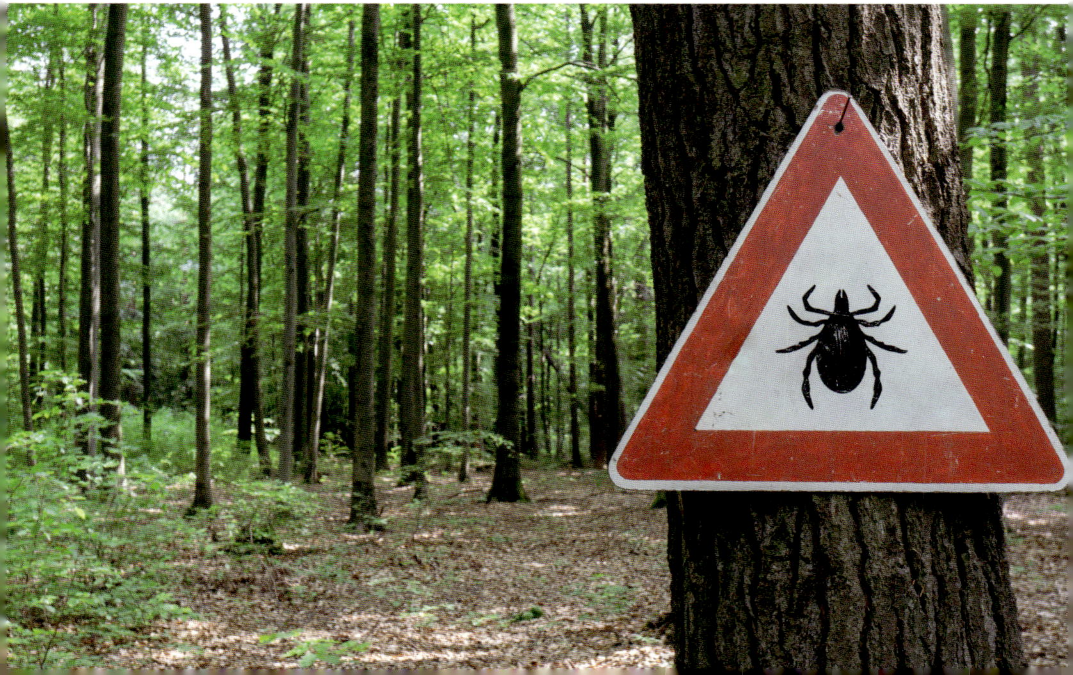

Den Zeckenkörper dabei nicht quetschen und auch nicht drehen. Er besitzt kein Gewinde. Verbleibende Reste der Zecke in der Haut lassen sich mit einer Nadel entfernen.

Die Einstichstelle rötet sich zunächst etwas und juckt häufig auch. Wenn die Rötung sich ausbreitet, unbedingt einen Arzt aufsuchen. Denn dieses Symptom deutet auf eine Borreliose hin. Die Einstichstelle noch etwa sechs Wochen lang nachbeobachten, um mögliche Veränderungen zu entdecken. Bei einer Infektion treten sehr häufig grippeähnliche Symptome wie Abgeschlagenheit, Fieber, Kopf- oder Gelenkschmerzen auf. Anders als bei der FSME, bei der Antibiotika nicht helfen, verschreibt der Arzt bei einer Borreliose ein wirksames Antibiotikum. Halten Sie bitte unbedingt die vorgeschriebene Dosierung und Therapiedauer ein.

Natürlich ist es noch besser, wenn die Zecken erst gar nicht zuschlagen und Sie sich vorab schützen. Sprechen Sie mit Ihrem Arzt über die Möglichkeit einer Impfung gegen FSME. Es gibt in Deutschland besondere Risikogebiete. Zudem schützt helle und geschlossene Kleidung. Auch wenn es nicht schick aussieht, die Socken möglichst über die Hosenbeine ziehen. Ebenfalls hilfreich: insektenabweisende Mittel, sogenannte Repellents. Aber nicht jedes wehrt auch Zecken ab. Die Apotheke hilft gerne bei der Auswahl.

Empfehlung für die Hausapotheke:

- Zeckenzange oder Zeckenkarte
- Pinzette
- alkoholhaltiges Desinfektionsmittel
- Repellents

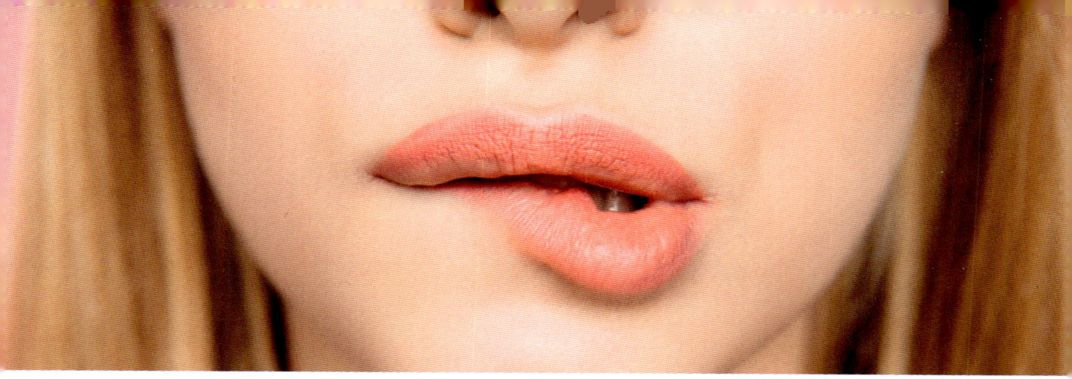

Kribbeln, Brennen und ein Spannungsgefühl weisen oft als erstes auf einen drohenden Lippenherpes hin.

Lippenherpes

Herpes-Viren verursachen die oft schmerzhaften, juckenden und nässenden Bläschen im Mund- und Nasenbereich. Mehr als 90 Prozent der Bevölkerung tragen diese Erreger in sich. Die Infektion wird durch Speichel oder engen Kontakt übertragen. Meist bleibt die erste Infektion unbemerkt, aber die Erreger überdauern in einer Art Ruhemodus ein Leben lang. Bei etwa einem Drittel der Betroffenen kann die Erkrankung wieder auftreten, wenn das Immunsystem geschwächt ist. Dies passiert etwa im Rahmen einer Erkältung, einer Operation oder auch schwer wiegenden Leiden wie einer Krebserkrankung. Auch Stress, Ekel, Hormonschwankungen während der Schwangerschaft oder Menstruation und Arzneimittel, die das Immunsystem unterdrücken, kommen als Auslöser infrage.

Zu den ersten Anzeichen – bevor die eigentlichen Bläschen auftreten – zählt meist ein Spannungsgefühl, Kribbeln oder Brennen an den betroffenen Stellen. Zu diesem Zeitpunkt lässt sich die Infektion durch das rasche Auftragen von aciclovirhaltigen Lippencremes günstig beeinflussen. Wer häufiger unter Lippenbläschen leidet, bevorratet seine Hausapotheke am besten mit solchen Präparaten. Die Bläschen platzen nach einiger Zeit auf, verkrusten und heilen nach ein bis zwei Wochen aus. Um die Heilung zu unterstützen, lässt sich anschließend eine panthenolhaltige Salbe auftragen. Ebenfalls hilfreich: Spezielle kleine, runde Pflaster, unter denen die Bläschen abheilen.

Empfehlung für die Hausapotheke (für leidgeplagte Personen):

- Aciclovir-haltige Lippencreme
- eventuell „Herpespflaster“

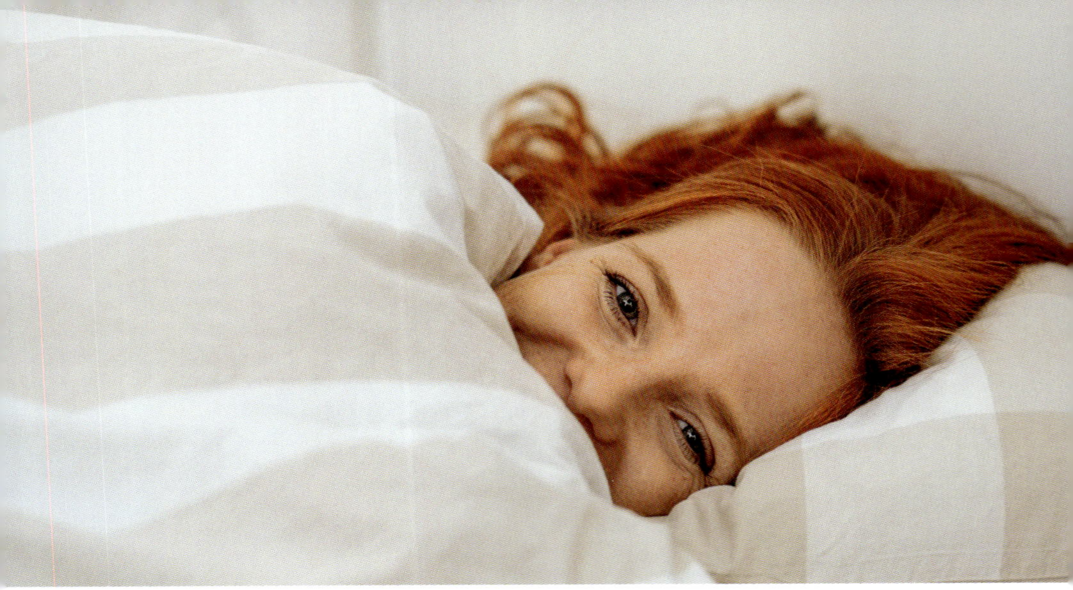

Pudelwohl aufwachen. Die richtige Schlafhygiene trägt dazu bei.

Schlafmittel

Schlecht geschlafen, morgens müde aufgewacht und am Tag unkonzentriert und nicht leistungsfähig. Das passiert nahezu allen Menschen einmal. Dahinter stecken meistens belastende Situationen, Stress oder auch Erkrankungen. Hier kommen Schilddrüsenerkrankungen, Depressionen oder die Schlafapnoe, bei der es während der Nacht zum Aussetzen der Atmung kommt, infrage. Daneben beeinflussen auch verschiedene Medikamente und der Konsum von anregenden Lebensmitteln, die Koffein enthalten, den Schlaf nachhaltig. Kurzfristige Schlafstörungen sind harmlos. Dauern diese jedoch über mehrere Wochen an, klärt am besten ein Arzt die möglichen Auslöser ab.

Schlafmangel und den daraus entstehenden Leidensdruck empfindet jeder anders. Eine einfache Methode, ein Schlafproblem einzuschätzen, bieten neuerdings Fitnessarmbänder mit einer Schlafanalyse. Sie geben Auskunft darüber, wann und wie lange man geschlafen hat.

In der Regel schlafen Erwachsene sieben bis acht Stunden pro Nacht, Kinder in Abhängigkeit vom Alter deutlich länger. Es gibt aber durchaus Menschen, die mit wesentlich weniger Schlaf auskommen und andere, die bis zu zehn Stunden benötigen, um am nächsten Tag erholt aufzuwachen. Mit zunehmendem Alter nimmt die Gesamtschlafdauer über den ganzen Tag gesehen etwas ab.

Während eines gesunden Schlafes regenerieren sich Körper und Geist. Wissenschaftler unterscheiden verschiedene Schlafphasen: Einschlafphase, Leichtschlafphase, Tiefschlafphase und die sogenannte REM-Phase (rapid eye movement). In ihr träumt der Mensch und die Augen bewegen sich schnell, was dieser Phase ihren Namen gab. Bei einem gesunden Schlaf wiederholen sich diese Phasen mehrfach pro Nacht. Am Anfang befinden wir uns vorzugsweise in der Tiefschlafphase, zum Ende der Nacht hin treten vermehrt REM-Phasen auf.

Als erste Maßnahme empfehlen Experten, auf die Schlafhygiene zu achten:

- Halten Sie Ihr Schlafzimmer kühl, schalten Sie alle Licht- und Geräuschquellen aus. In der Diskussion stehen derzeit die Lichtquellen von LED-Bildschirmen auf Smartphones, Tablets oder Fernseher. Sie besitzen einen hohen Anteil an blauem Licht, einem wichtigen Bestandteil des Tageslichts, und stehen im Verdacht, das Gehirn wieder auf Trab zu bringen. Das stört natürlich den Schlaf. Am besten verzichtet man auf diese Geräte kurz vor dem Schlafengehen.

- Prüfen Sie, ob sich Ihre Matratze für Sie eignet und probieren Sie bei der Anschaffung einer neuen Matratze die gewünschten Qualitäten eingehend aus. Also Probeliegen! Ob und wie Sie ein Kissen benutzen, hängt von Ihrer Schlafposition ab. Seitenschläfer brauchen ein anderes Kissen als Bauch- oder Rückenschläfer. Lassen Sie sich in einschlägigen Fachgeschäften beraten. Das optimale Kopfkissen unterstützt die Wirbelsäule bei ihrer Regeneration und sorgt dafür, dass Wirbelsäule und Nacken eine gerade Linie bilden. Dies senkt das Risiko für Verspannungen.

- Verzichten Sie auf ausladende Mahlzeiten oder den Genuss anregender Getränke zu später Stunde. Der Schlummertrunk am Abend erleichtert zwar das Einschlafen, begünstigt aber das nächtliche Erwachen.

- Versuchen Sie, den Tag gedanklich abzuschließen. Yoga, autogenes Training und Entspannungsübungen helfen dabei.

- Etablieren Sie für sich Einschlafrituale und halten Sie sich soweit es geht an feste Schlafzeiten, um Ihren Biorhythmus zu festigen. Ein geruhsamer Spaziergang am Abend und/oder entspannende Musik können das Ritual einläuten.

- Körperliche Anstrengungen bringen Ihren Kreislauf in Schwung und können so den Schlaf beeinträchtigen. Vermeiden Sie übermäßige Fitnessübungen zu später Stunde.

Falls diese Maßnahmen nicht greifen, bietet sich Hilfe aus der Natur an. Schlaftees enthalten etwa Auszüge von Baldrian-, Melisse- und Passionsblume, Lavendel oder Hopfen. Es gibt auch Tabletten oder Tinkturen mit diesen pflanzlichen Zubereitungen, oft als Kombinationspräparate.

Im Notfall können auch chemische Mittel zum Einsatz kommen. Diphenhydramin und Doxylamin sind die einzigen Schlafmittel dieser Art, die Sie ohne Rezept in der Apotheke erhalten können. Es handelt sich dabei um sogenannte Antihistaminika der älteren Generation. Deren Nebenwirkung, die Schläfrigkeit, nutzt man in diesen Fällen als hauptsächliche Wirkung. Wie alle chemischen Schlafmittel stören sie den normalen Ablauf des Schlafes und man darf sie nur kurzfristig verwenden.

Bei längerer Einnahme kann es auch bei diesen rezeptfreien Medikamenten zu einer Abhängigkeit kommen. Falls das bei Ihnen bereits der Fall ist, sollten Sie versuchen, auf diese Mittel zu verzichten. Aber setzen Sie diese Medikamente nicht abrupt ab, sondern schleichen die Dosis langsam aus! Die Bevorratung in der Hausapotheke sollte nur in solchen Fällen erfolgen, bei denen eine Schlafstörung immer mal wieder auftritt, sich kurzfristig beheben lässt, aber kein Dauerproblem darstellt.

Empfehlung für die Hausapotheke:
- Nur in Sonderfällen Diphenhydramin- und Doxylamin-haltige Tabletten

Aus der Natur: Baldrian, Passionsblume, Melisse, Hopfen, Lavendel als Tee oder Teemischung

Allergien

Der Frühling kommt, die Menschen freuen sich, doch für manche beginnt eine Leidenszeit. Jeder dritte Deutsche erleidet im Laufe seines Lebens eine Allergie, die mehr oder weniger stark ausgeprägt ist und unter Umständen die Lebensqualität stark einschränken kann. Sogenannte Allergene lösen eine Allergie aus. Sie gelangen über die Atemwege, die Haut oder auch durch die Nahrung in unseren Körper. Unser körpereigenes Immunsystem stuft diese Allergene als fremd und gefährlich ein und wehrt sich dagegen, indem es spezielle Antikörper produziert. Den ersten Kontakt mit dem Allergen bemerken Betroffene in der Regel gar nicht. Aber er sensibilisiert den Körper. Beim nächsten Kontakt reagiert er allergisch.

Am häufigsten tritt die Pollenallergie in Form des Heuschnupfens auf. Aber auch Überempfindlichkeiten gegen Nahrungsmittel, Konservierungsmittel, Farbstoffe, Insektengifte, Hausstaubmilben, Tierhaare, Medikamente und vieles mehr gibt es.

Wenn Sie eine Allergie vermuten, klären Sie Ihren Verdacht durch einen Arzt ab. Er findet heraus, was die Beschwerden auslöst. Zudem kennt er die verschiedenen Behandlungsmöglichkeiten und bespricht Maßnahmen für den Notfall, etwa einen allergischen Schock. Mehr darüber finden Sie auf Seite 52 beim Thema Insektenstiche. Führen Sie Notfallmedikamente immer mit sich. Sie gehören nicht in die Hausapotheke.

Wichtigste Maßnahme: den allergieauslösenden Stoff nach Möglichkeit meiden. Für sporadisch auftretende, leichte allergische Reaktionen kann es sinnvoll sein, sogenannte Antiallergika, also Mittel zur Behandlung von Allergien, zu bevorraten. Es gibt sie in verschiedenen Arzneiformen. Für die Hausapotheke lohnen sich solche Präparate, deren Wirkung auch rasch einsetzt. Infrage kommen vor allem Antihistaminika. Sie schwächen beziehungsweise unterdrücken die Wirkung des Histamins. Dieses schüttet der Körper nach Kontakt mit dem Allergen aus und sorgt für die typischen Anzeichen einer allergischen Reaktion. Aber Vorsicht! Antihistaminika können müde machen und die Verkehrsfähigkeit beeinträchtigen. Im Handel gibt es eine Vielzahl von Medikamenten, vor allem Cetirizin- oder Loratadin-haltige Präparate. Bei Cetirizin scheint die Wirkung schneller einzutreten und länger anzuhalten. Antihistaminika der ersten Generation wie Dimetinden sind nicht zu empfehlen, da sie besonders müde machen. Nach längerer Einnahme von Antihistaminika und plötzlichem Absetzen können Unruhe und Schlafstörungen auftreten. Schleichen Sie daher Ihre Dosierung schrittweise aus.

Kapitel III: Arznei- und Hilfsmittel

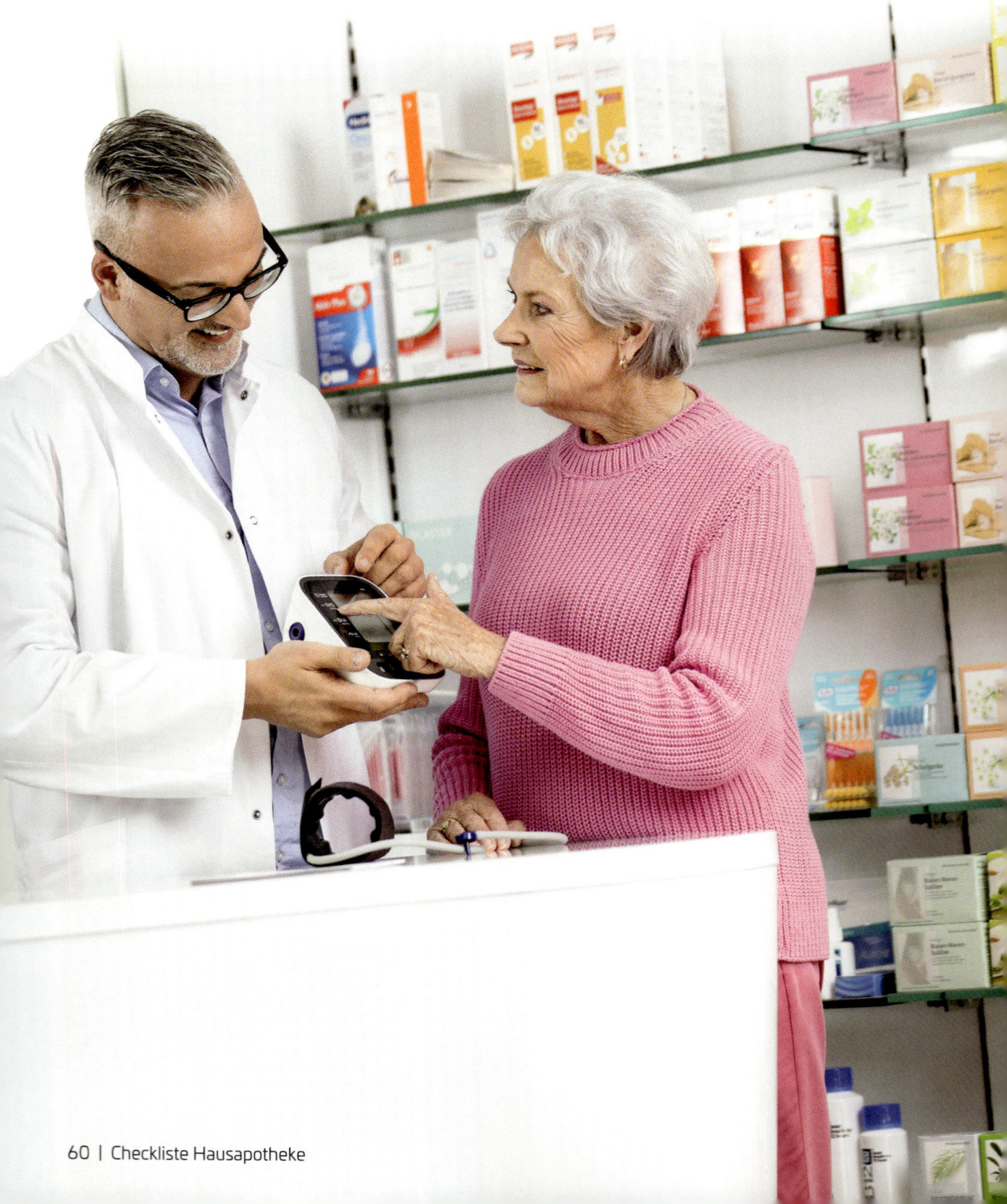

Die Auswahl an Arznei- und Hilfsmitteln ist riesengroß. Wir möchten Ihnen im Folgenden ein rationales Produktsortiment vorstellen, das sich bewährt hat und auf überflüssige Mehrfachempfehlungen verzichtet. Das schont nicht nur Ihren Geldbeutel, sondern sorgt auch für Übersichtlichkeit in Ihrer Hausapotheke. Ihre individuellen Vorlieben können aber auf jeden Fall berücksichtigt werden.

Sie sollten die Grundausstattung Ihrer Hausapotheke um individuelle Medikamente, zum Beispiel gegen Allergien, Migräne oder immer mal wieder auftretende Beschwerden wie Schlafstörungen erweitern.

Medikamente, die Sie gegen chronische Leiden wie zum Beispiel Bluthochdruck, Diabetes, Schilddrüsenerkrankungen oder Parkinson einnehmen, sollten Sie nicht in der Hausapotheke, sondern getrennt davon lagern. Der Inhalt der Hausapotheke ist für eine schnelle Hilfe bei verschiedenen akut auftretenden leichteren Beschwerden gedacht.

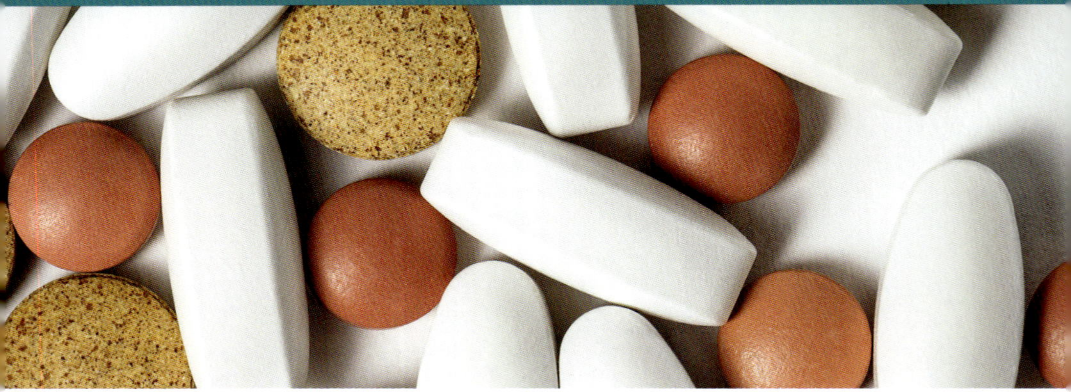

Alphabetische Liste der genannten Arzneimittel

Lesen Sie bitte die Informationen der jeweiligen Packungsbeilage und beachten Sie die Hinweise und Dosierungsempfehlungen!

Für Kinder gibt es im Handel meist spezielle Zubereitungen, die auf das Alter abgestimmt sind. Beachten Sie die Hinweise für Schwangere und Stillende sowie Patienten mit Organstörungen der Leber und der Niere.

In der Spalte „Häufigste Nebenwirkungen" werden Nebenwirkungen genannt, die bei mehr als 10 Prozent der Patienten auftreten oder besonders schwere Auswirkungen haben. Sie können, müssen aber nicht auftreten. Die Auflistung der Nebenwirkungen und der Hinweise ist nicht vollständig! Bei allen Medikamenten können individuelle Empfindlichkeitsreaktionen oder seltenere Nebenwirkungen auftreten, die in der Tabelle nicht erwähnt werden. Die verwendeten Hilfsstoffe der Medikamente können je nach Hersteller abweichen und somit auch die Verträglichkeit. Unter „Hinweis" sind wichtige Informationen zur Handhabung zu finden, aber vor allem Hinweise für Personen, die diese Medikamente nicht nehmen sollten, um schwere Nebenwirkungen zu vermeiden (Gegenanzeigen oder auch Kontraindikationen genannt).

Medikamente, die in jeder Hausapotheke vorgehalten sein sollten, tragen einen grünen Haken.

Arzneimittel	**ACC** Pulver, Brausetabletten
Handelspräparate	Fluimucil®, Generika
Anwendung	Schleimhusten Zum Einnehmen Alternative zu Ambroxol oder Thymian
Wirkung	Schleimlösend.
Häufigste Nebenwirkung	Überempfindlichkeitsreaktionen, Hautreaktionen, Kopfschmerzen, Tinnitus, schneller Herzschlag, Magen-Darm-Beschwerden, Fieber, niedriger Blutdruck
Hinweise	Vorsicht bei Asthma, Magengeschwüren, Histaminintoleranz. Nicht mit Hustenblockern einnehmen.

Arzneimittel	**Aciclovir** Creme Nur für bestimmte Personenkreise
Handelspräparate	Zovirax®, Generika
Anwendung	Lippenherpes Zum Auftragen auf die Lippen
Wirkung	Verhindert die Vermehrung von Viren bei Lippenbläschen.
Häufigste Nebenwirkung	Gelegentlich leichtes Brennen, Eintrocknen, Schuppen der Haut
Hinweise	Nicht bei abheilenden Lippenbläschen.

Arzneimittel	**Aktivkohle** ✔ Pulver, Tabletten
Handelspräparate	Kohle Compretten®, Kohle Hevert®, Kohle Tabletten, Kohle Pulvis
Anwendung	Durchfall Zum Einnehmen
Wirkung	Bindet Schadstoffe
Häufigste Nebenwirkung	Bei der Einnahme gegen Durchfall sind in den empfohlenen Dosierungen keine Nebenwirkungen bekannt.
Hinweise	Bei gleichzeitig eingenommenen Arzneimitteln kann deren Wirkung vermindert werden.

Arzneimittel	**Ambroxol** ✔ Tropfen, Saft, Tabletten, Kapseln
Handelspräparate	Mucosolvan®, Generika
Anwendung	Schleimhusten Zum Einnehmen
Wirkung	Schleimlösend
Häufigste Nebenwirkung	Übelkeit, Bauchschmerzen, Erbrechen, Geschmacksstörungen, Taubheitsgefühl in Mund und Rachen, Hautreaktionen, Fieber
Hinweise	Nicht bei Einschränkungen der Leber- oder Nierenfunktionsleistung. Nicht mit Hustenblockern einnehmen.

Arzneimittel	**Antazida** ✔ Tabletten, Kautabletten, Suspension
Handelspräparate	Alkala®, Calciumcarbonat Sertürner, Gaviscon®, Kompensan® Liquirit®, Megalac®, Rennie®, Riopan®, Talcid ®, Utilac®
Anwendung	Sodbrennen Zum Einnehmen
Wirkung	Binden Magensäure
Häufigste Nebenwirkung	Je nach Inhaltsstoff des Medikaments sehr unterschiedliche Nebenwirkungen, beachten Sie den Beipackzettel zum Beispiel Verstopfung, weiche Stühle, Durchfall, Erbrechen
Hinweise	Nicht langfristig einnehmen. Vorsicht bei eingeschränkter Nierenfunktionsleistung.

Arzneimittel	**ASS (Acetylsalicylsäure)** Tabletten, Brausetabletten, Granulat, Kautabletten
Handelspräparate	Aspirin, Generika
Anwendung	Schmerzen, Fieber Zum Einnehmen Alternative zu Paracetamol oder Ibuprofen
Wirkung	Schmerzlindernd, entzündungshemmend, fiebersenkend
Häufigste Nebenwirkung	Erhöhte Blutungsneigung, Kopfschmerzen, Schwindel, Hörverlust, Tinnitus, Bauchschmerzen, Hautreaktionen, Überempfindlichkeitsreaktionen

Hinweise	Nicht bei Kindern. Nicht bei Asthma, Bronchospasmus, Rhinitis oder Nesselsucht, die durch ASS oder NSAR (Nicht steroidales Antirheumatikum) verursacht wurden. Nicht bei Magengeschwüren, schwerer Nieren-, Leber- oder Herzinsuffizienz. Achtung Wechselwirkungen mit Medikamenten zur Blutgerinnung.

Arzneimittel	**Bisacodyl** Zäpfchen, Dragees, Tabletten
Handelspräparate	Dulcolax® (Dragees, Zäpfchen) Bekunis, Bisco Zitron®, Drix®, Mediolax®, Tirgon®
Anwendung	Verstopfung Zum Einnehmen oder zum Einführen in den After je nach Arzneiform Als schneller wirksame Alternative zu Macrogol
Wirkung	Stimuliert die Darmentleerung
Häufigste Nebenwirkung	Bauchkrämpfe, Bauchschmerzen, Durchfall, Übelkeit, Schwindel
Hinweise	Nicht bei schweren entzündlichen Darmerkrankungen, Darmverschluss oder starken, akuten Bauchschmerzen.

Arzneimittel	**Brand- und Wundgel** ✔
Handelspräparate	Brand- und Wundgel®
Anwendung	Verbrennungen, Verbrühungen, Sonnenbrand, Insektenstiche Als Alternative oder Ergänzung zu Dimetinden-haltigen Zubereitungen
Wirkung	Anthroposophisches Arzneimittel
Häufigste Nebenwirkung	Rötungen, Juckreiz
Hinweise	Enthält pflanzliche Stoffe. Allergien beachten.

Arzneimittel	**Capsaicin**
Handelspräparate	ABC Plaster
Anwendung	Linderung von Muskelschmerzen im Bereich der Wirbelsäule
Wirkung	Durchblutungsfördernd und Wärme erzeugend
Häufigste Nebenwirkung	Juckreiz, Hautrötung, Brennen auf der Haut, Hautausschläge mit Bläschen-, Quaddeln-, Pustelbildung
Hinweise	Nicht bei offenen Verletzungen, Entzündungen oder Infektionen der Haut, auf Schleimhäuten, bei Ekzemen. Vorsicht! Nach dem Einreiben die Hände waschen und nicht die Augen oder Schleimhäute berühren.

Arzneimittel	**Cetirizin** Tabletten, Tropfen, Sirup Nur für bestimmte Personenkreise
Handelspräparate	Reactine®, Zanlan®, Zetir®, Zyrtec®, Generika
Anwendung	Bei Heuschnupfen
Wirkung	Blockiert die Wirkung von Histamin, das bei Kontakt mit Allergen gebildet wird.
Häufigste Nebenwirkung	In klinischen Studien wurde gezeigt, dass Cetirizin in der empfohlenen Dosis nur geringe Nebenwirkungen auf das zentrale Nervensystem hat. Weitere Info siehe Beipackzettel. Nach längerer Einnahme und plötzlichem Absetzen Unruhe Schlafstörungen möglich, Dosierungen schrittweise ausschleichen.
Hinweise	Nicht für Patienten mit schlechter Nierenfunktionsleistung oder zusammen mit Alkohol einnehmen. Vorsicht bei Personen mit Harnverhalt oder Epilepsie. Bei Einhaltung der empfohlenen Dosierung bleiben bei gesunden jungen Menschen die normalen Alltagstätigkeiten meist unbeeinträchtigt.

Arzneimittel	**Chlorhexidin** Lösung ✔
Handelspräparate	Chlorhexamed®, Dynexan®, Generika
Anwendung	Infektionen im Hals- und Rachenraum Zum Gurgeln
Wirkung	Antibakteriell
Häufigste Nebenwirkung	Kribbeln, Brennen auf der Zunge, wieder verschwindende Zahnverfärbungen
Hinweise	Nicht bei Asthma oder Überempfindlichkeit der Atemwege, auf Wunden oder Geschwüren. Kann Alkohol enthalten.

Arzneimittel	**Desinfektionsmittel alkoholisch** ✔
Handelspräparate	Hospisept®, Mucasept®, Promanum® pure, Softa man®, HD 410 Kodan®, Sterillium®
Anwendung	Alkoholische Desinfektionsmittel für Wunden, Verletzungen
Wirkung	Tötet die meisten Viren, Bakterien, Pilze ab
Häufigste Nebenwirkung	Brennen auf der Haut
Hinweise	Leicht entzündlich. Die Produkte können in unterschiedlichen Zusammensetzungen auf dem Markt sein. Lassen Sie sich durch Ihren Apotheker beraten.

Arzneimittel	**Dextromethorphan** Tropfen, Saft, Tabletten
Handelspräparate	Silomat® DMP, Wick® Hustenstiller, Generika
Anwendung	Reizhusten Zum Einnehmen
Wirkung	Hustenreizdämpfend
Häufigste Nebenwirkung	Müdigkeit, Schwindelgefühl, Übelkeit, Magen-Darm-Beschwerden, Erbrechen
Hinweise	Nicht bei schweren Lungenerkrankungen wie Asthma, chronisch obstruktiven Atemwegserkrankungen, Lungenentzündung, Atemschwäche. Wichtige Wechselwirkungen mit anderen Arzneimitteln beachten! Vorsicht im Straßenverkehr.

Arzneimittel	**Diclofenac** bis 25 mg Tabletten oder Kapseln
Handelspräparate	Voltaren®, Diclo ratioharm
Anwendung	Schmerzen, Fieber Als Alternative zu Ibuprofen
Wirkung	Schmerzlindernd, Entzündungshemmend, Fiebersenkend
Häufigste Nebenwirkung	Sodbrennen, Bauchschmerzen, Übelkeit, Erbrechen, Blähungen, Durchfall, Kopfschmerzen, Schwindel, Schlaflosigkeit, Erregung, Reizbarkeit, Müdigkeit, Sehstörungen Nebenwirkungen können minimiert werden, wenn die zur Symptomkontrolle erforderliche niedrigste wirksame Dosis über den kürzest möglichen Zeitraum angewendet wird.
Hinweise	Dosierung nach Altersgruppen beachten. Nicht ohne ärztlichen Rat mehr als zwei Wochen verwenden. Nicht bei Asthma, Bronchospasmus, Rhinitis oder Nesselsucht, die durch ASS oder NSAR verursacht wurden. Nicht bei Blutbildungsstörungen, Blutungen, Magengeschwüren, schweren Funktionsstörungen von Leber oder Niere.

Arzneimittel	**Diclofenac** Gel
Handelspräparate	Voltaren® Emulgel, Generika
Anwendung	Prellungen, Verstauchungen, Gelenkschmerzen Zum Auftragen auf die Haut. Alternative zu Ibuprofen Gel
Wirkung	Schmerzlindernd, Entzündungshemmend
Häufigste Nebenwirkung	Hautreaktionen
Hinweise	Nicht auf offenen Wunden oder Schleimhäuten anwenden. Nicht bei Asthma, Bronchospasmus, Rhinitis oder Nesselsucht, die durch ASS oder NSAR verursacht wurden.

Arzneimittel	**Dimenhydrinat** ✔ Zäpfchen, Tabletten
Handelspräparate	Vomex®, Reisefit®, Superpep®
Anwendung	Übelkeit und Erbrechen Zum Einnehmen, Kauen oder Einführen in den After je nach Arzneiform

Wirkung	Antiemetisch (gegen Übelkeit), sedierend
Häufigste Nebenwirkung	Schläfrigkeit, Benommenheit, Schwindelgefühl, Muskelschwäche, Mundtrockenheit, Herzrasen, Gefühl einer verstopften Nase, Sehstörungen, Erhöhung des Augeninnendruckes, Beschwerden beim Wasserlassen, Magen-Darm-Beschwerden, Stimmungsschwankungen, Leberfunktionsstörungen. Insbesondere bei Kindern auch paradoxe Reaktionen.
Hinweise	Nur kurze Zeit anwenden. Nicht bei Asthma, Engwinkelglaukom, bestimmten Erkrankungen der Nebenniere, Vergrößerung der Prostata mit Restharnbildung, Epilepsie. Vorsicht bei Patienten mit eingeschränkter Leberfunktionsleistung, Herzrhythmusstörungen und einigen anderen Herzproblemen, zu niedrigen Kalium- oder Magnesiumwerten im Blut. Viele Wechselwirkungen mit anderen Medikamenten.

Arzneimittel	**Dimeticon** ✔ Tropfen, Kautabletten
Handelspräparate	Sab simplex®, Elugan®, Ilio-Funktion®, Imogas®, Lefax®
Anwendung	Blähungen Zum Einnehmen
Wirkung	Entblähend
Häufigste Nebenwirkung	Je nach Hilfsstoff gegebenenfalls Unverträglichkeiten
Hinweise	Hilfsstoffe beachten. Produkte enthalten oft Laktose, Sorbit, Fruktose oder ähnliches

Arzneimittel	**Dimetinden, Bamipin (mit /ohne Kortison)** ✔ Gel, Creme
Handelspräparate	Fenistil® Gel, Soventol® Gel
Anwendung	Sonnenbrand, Insektenstiche, juckenden Hauterkrankungen Zum Auftragen auf die Haut
Wirkung	Juckreizlindernd, mit Kortison antientzündlich
Häufigste Nebenwirkung	Nebenwirkung sehr selten, wenn nicht großflächig aufgetragen.
Hinweise	Insbesondere bei Kortison-haltigen Arzneimitteln nicht auf größere Hautflächen auftragen.

Arzneimittel	**Diphenhydramin/Doxylamin** Nur für bestimmte Personenkreise
Handelspräparate	**Betadorm® D, Hevert Dorm®, Moradorm®, NervoOpt®, Sediat®, Vivinox® Sleep, SchlafTabs® ratiopharm, Valocordin®, Generika**
Anwendung	Kurzzeitige Behandlung von Schlafstörungen Zum Einnehmen
Wirkung	Schlaffördernd
Häufigste Nebenwirkung	Schläfrigkeit, Benommenheit, Konzentrationsstörungen, Schwindel, Muskelschwäche, Kopfschmerzen, Magen-Darm-Beschwerden, Mundtrockenheit, Sehstörungen, Störungen beim Wasserlassen, EKG-Veränderungen, Überempfindlichkeitsreaktionen, erhöhte Lichtempfindlichkeit der Haut, Blutbildveränderungen, Erhöhung des Augeninnendruckes, Gelbsucht (Hepatitis), paradoxe Reaktionen (Ruhelosigkeit, Nervosität, Erregung, Angstzustände, Zittern, Schlafstörungen), Abhängigkeit
Hinweise	Nicht bei akutem Asthma, Engwinkelglaukom, Vergrößerung der Prostata mit Restharnbildung, bestimmten Erkrankungen der Nebenniere, Epilepsie, zu niedrigen Kalium- oder Magnesiumwerten im Blut , zu langsame Herzfrequenz oder anderen kardialen Störungen, Interaktionen mit Arzneimitteln, Alkohol beachten! Vorsicht im Straßenverkehr.

Arzneimittel	**Efeuextrakt** ✔
Handelspräparate	**Oft in Form von pflanzlichen Kombinationspräparaten mit großer Auswahl, fragen Sie Ihren Apotheker**
Anwendung	Schleimhusten Zum Einnehmen Siehe auch Thymianextrakt, Schlüsselblumenextrakt oder Extrakte aus Eukalyptus, Orange, Myrte, Zitrone
Wirkung	Schleimlösend, auswurffördernd
Häufigste Nebenwirkung	Je nach Präparat, beachten Sie bitte den Beipackzettel.

Arzneimittel	**Eibischextrakt** ✔
Handelspräparate	Oft in Form von pflanzlichen Kombinationspräparaten mit großer Auswahl, fragen Sie Ihren Apotheker
Anwendung	Reizhusten Zum Einnehmen
Wirkung	Bildet einen Schutzfilm, Hustenreizstillend
Häufigste Nebenwirkung	Je nach Präparat, beachten Sie bitte den Beipackzettel

Arzneimittel	**Elektrolyte** ✔
Handelspräparate	Kombipräparate mit Elektrolyten und Glukose wie Oralpädon®, Elotrans®
Anwendung	Bei Durchfall und Erbrechen
Wirkung	Ersetzt verloren gegangene Elektrolyte
Häufigste Nebenwirkung	Übelkeit, Erbrechen
Hinweise	Vorsicht bei Einschränkung der Nierenfunktion, bei unstillbarem Erbrechen, Darmverschluss, bei Störung des Säure-Basen-Haushaltes mit Untersäuerung des Blutes, bei Diabetes.

Arzneimittel	**Extrakt aus Eukalyptus, Orange, Myrte, Zitrone** ✔
Handelspräparate	Gelomyrtol®forte
Anwendung	Therapie und Erleichterung des Abhustens von Schleim, Lockerung von Schleim in der Nasennebenhöhle
Wirkung	Schleimlösend
Häufigste Nebenwirkung	Magen- und Oberbauchbeschwerden, gelegentlich Übelkeit und Erbrechen, Durchfall, Geschmacksveränderungen und allergische Reaktionen.
Hinweise	Nicht bei Asthma, Keuchhusten oder anderen Atemwegserkrankungen mit Überempfindlichkeit. Wechselwirkungen mit anderen Arzneimitteln möglich, daher vor der Einnahme Rücksprache mit Arzt oder Apotheker.

Arzneimittel	**Erkältungsbalsam mit unterschiedlicher Zusammensetzung** ✔
Handelspräparate	Transpulmin®, Pulmotin®, Retterspitz® Erkältungstropfen Tussidermil®, Pulmotin®, Pinimenthol®, Wick VapoRub® Tumarol®
Anwendung	Erkältungen Zum Auftragen auf die Haut oder zur Inhalation (Packungsbeilage beachten)
Wirkung	Schleimlösend, auswurffördernd
Häufigste Nebenwirkung	Reizungen von Haut und Schleimhaut. Hustenreiz und Verkrampfung der Bronchien möglich, aber selten.
Hinweise	Nicht bei Asthma, Keuchhusten, Pseudokrupp oder auf geschädigter Haut, Schleimhäuten, großflächig oder in Augennähe anwenden. Balsam für Erwachsene nicht bei Kindern anwenden.

Arzneimittel	**Glycerin** ✔ Zäpfchen
Handelspräparate	Glycilax®, Babylax®
Anwendung	Verstopfung Zum Einführen in den After
Wirkung	Stuhlaufweichend, stimuliert die Darmentleerung
Häufigste Nebenwirkung	Sehr selten Reizungen der Darmschleimhaut
Hinweise	Nicht bei Darmverschluss oder Darmverengung .

Arzneimittel	**H2-Blocker** Filmtabletten, verschiedene Stärken nicht verschreibungspflichtig, fragen Sie Ihren Apotheker
Handelspräparate	Cimetidin, Ranitidin, jeweils als Generika
Anwendung	Sodbrennen Als Alternative zu Antazida oder Protonenpumpenhemmern
Wirkung	Vermindert die Sekretion von Magensäure

Häufigste Nebenwirkung	Hautausschlag, manchmal schwerer Natur, Bauchschmerzen, Durchfall, Verstopfung, Übelkeit, vorübergehende und zeitweise Veränderungen der Leberfunktionswerte
Hinweise	Nur kurzfristig anwenden. Fragen Sie Ihren Apotheker nach möglichen Wechselwirkungen.

Arzneimittel	**Heparin** ✔ Gel, Salbe
Handelspräparate	Thrombophob®, Vetren®, Exhirud®, Hepathrombin®, Generika
Anwendung	Behandlung von Blutergüssen Zum Einreiben auf die Haut
Wirkung	Löst Blutgerinnsel auf
Häufigste Nebenwirkung	Allergische Hautreaktionen
Hinweise	Nicht auf offenen Wunden oder Schleimhäuten anwenden.

Arzneimittel	**Ibuprofen** ✔ Tabletten, Kapseln, Granulat, Saft, Zäpfchen
Handelspräparate	Aktren®, Dismenol®, Dolgit®, Dolormin®, Miralgin®, Nurofen® Tispol®, Generika
Anwendung	Schmerzen, Fieber Zum Einnehmen oder Einführen in den After je nach Arzneiform
Wirkung	Schmerzlindernd, entzündungshemmend, fiebersenkend
Häufigste Nebenwirkung	Sodbrennen, Bauchschmerzen, Übelkeit, Erbrechen, Blähungen, Durchfall, Kopfschmerzen, Schwindel, Schlaflosigkeit, Erregung, Reizbarkeit, Müdigkeit, Sehstörungen Nebenwirkungen können minimiert werden, wenn die zur Symptomkontrolle erforderliche niedrigste wirksame Dosis über den kürzest möglichen Zeitraum angewendet wird.
Hinweise	Dosierung nach Altersgruppen beachten. Nicht ohne ärztlichen Rat mehr als zwei Wochen verwenden. Nicht bei Asthma, Bronchospasmus, Rhinitis oder Nesselsucht, die durch ASS oder NSAR verursacht wurden. Nicht bei Blutbildungsstörungen, Blutungen, Magengeschwüren, schweren Funktionsstörungen von Leber oder Niere

Arzneimittel	**Ibuprofen** ✔ Gel, Creme
Handelspräparate	Doc Schmerzgel®, Dolobene®, Proff Schmerzcreme® Generika
Anwendung	Prellungen, Verstauchungen, Gelenkschmerzen Zum Auftragen auf die Haut
Wirkung	Schmerzlindernd Entzündungshemmend
Häufigste Nebenwirkung	Hautreaktionen
Hinweise	Nicht auf offenen Wunden oder Schleimhäuten anwenden.

Arzneimittel	**Isländisch Moos oder Hyaluron-haltige** ✔ Pastillen, Lutschtabletten
Handelspräparate	Isla Moos®, Gelorevoice®
Anwendung	Halsschmerzen, Reizhusten, zum Lutschen
Wirkung	Bildet einen Schutzfilm
Häufigste Nebenwirkung	–
Hinweise	Bei übermäßigem Gebrauch abführend.

Arzneimittel	**Klistiere**
Handelspräparate	Microlax®, Klistier Fresenius
Anwendung	Verstopfung Zum Einführen in den After Als Alternative zu Bisacodyl oder Picosulfat
Wirkung	Abführend
Häufigste Nebenwirkung	Leichtes Brennen, Bauchschmerzen, weicher Stuhl
Hinweise	Nicht bei Darmverschluss. Hilfsstoffe beachten. Produkte enthalten oft Sorbit.

Arzneimittel	**Loperamid** Kapsel, Schmelztabletten, Lösung ✔
Handelspräparate	Imodium®, Generika
Anwendung	Durchfall Zum Einnehmen
Wirkung	Stellt den Darm ruhig
Häufigste Nebenwirkung	Schwindel, Verstopfung, Übelkeit, Schläfrigkeit, Bauchbeschwerden, Hautreaktionen
Hinweise	Nicht bei Durchfällen, die mit Fieber/blutigem Stuhl einhergehen, bei einem akuten Schub einer Colitis ulcerosa, bei einer bakteriellen Enterokolitis, die durch invasive Erreger (zum Beispiel Salmonellen, Shigellen und Campylobacter) hervorgerufen wird oder bei Durchfällen, die während oder nach der Einnahme von Antibiotika auftreten. Sofort Absetzen bei Verstopfung, aufgetriebenem Leib oder Darmverschluss.

Arzneimittel	**Loratadin** Tabletten oder Tropfen
Handelspräparate	Livocab direkt®, Vividrin Loratadin®, Generika
Anwendung	Bei Heuschnupfen oder Nesselsucht. Zum Einnehmen Als Alternative zu Cetirizin
Wirkung	Blockiert die Wirkung von Histamin, das bei Kontakt mit Allergen gebildet wird
Häufigste Nebenwirkung	Nach längerer Einnahme und plötzlichem Absetzen Unruhe und Schlafstörungen möglich, Dosierungen schrittweise ausschleichen.
Hinweise	Vorsicht bei Patienten mit eingeschränkter Leberfunktionsleitung. Bei Einhaltung der empfohlenen Dosierung bleiben bei gesunden jungen Menschen die normalen Alltagstätigkeiten meist unbeeinträchtigt.

Arzneimittel	**Macrogol Kombinationen** ✔ Pulver
Handelspräparate	Ismolol®, Laxofalk®, Movicol®
Anwendung	Verstopfung Zum Einnehmen
Wirkung	Abführend Bindet Wasser, macht den Stuhl weicher, erhöht somit das Darmvolumen
Häufigste Nebenwirkung	Bauchschmerzen, Durchfall, Erbrechen, Übelkeit, Verdauungsstörungen, Blähungen, Darmgeräusche
Hinweise	Nicht bei schweren entzündlichen Darmerkrankungen, Darmverschluss, starken, akuten Bauchschmerzen. Verschiebungen des Elektrolyt- und Wasserhaushaltes möglich. Die Aufnahme anderer gleichzeitig eingenommener Medikamente kann gestört sein! Ausreichend trinken. Hilfsstoffe beachten. Produkte enthalten oft Laktose, Sorbit, Fruktose oder ähnliches

Arzneimittel	**Natriumpicosulfat** Tropfen, Täfelchen
Handelspräparate	Agiolax Pico®, Darm Pico Täfelchen, Dulcolax® Tropfen Laxoberal®, Regulax®
Anwendung	Verstopfung Zum Einnehmen Als schneller wirksame Alternative zu Macrogol
Wirkung	Stimulierung der Entleerung des Dickdarms
Häufigste Nebenwirkung	Durchfall, Bauchschmerzen oder Krämpfe, Übelkeit, Erbrechen, Schwindel
Hinweise	Nur kurzfristig anwenden. Nicht bei schweren entzündlichen Darmerkrankungen Darmverschluss, starken, akuten Bauchschmerzen, schwerer Austrocknung.

Arzneimittel	**Panthenol, Dexpanthenol** Creme, Salbe ✔
Handelspräparate	Bepanthen®, Generika
Anwendung	Wundheilung Zum Einreiben auf die Haut
Wirkung	Förderung der Wundheilung
Häufigste Nebenwirkung	Hautreaktionen auf Hilfsstoffe je nach Hersteller möglich
Hinweise	Nur kurzfristig anwenden Fragen Sie Ihren Apotheker nach möglichen Wechselwirkungen.

Arzneimittel	**Paracetamol** ✔
Handelspräparate	Benuron®, Generika
Anwendung	Schmerzen, Fieber Zum Einnehmen oder Einführen in den After je nach Arzneiform
Wirkung	Schmerzlindernd, Fiebersenkend
Häufigste Nebenwirkung	Nebenwirkungen sind selten
Hinweise	Dosierung nach Altersgruppen beachten. Nicht ohne ärztlichen Rat mehr als zwei Wochen verwenden. Vorsicht bei Leber- und Nierenerkrankungen.

Arzneimittel	**Pentoxyverin** Tropfen, Saft
Handelspräparate	Silomat® gegen Reizhusten, Sedotussin®
Anwendung	Reizhusten Zum Einnehmen
Wirkung	Hustenreizdämpfend
Häufigste Nebenwirkung	Oberbauchschmerzen, Durchfall, Übelkeit, Erbrechen, Müdigkeit
Hinweise	Nicht bei Atmungsstörungen oder Patienten mit eingeschränkter Leberfunktionsleistung. Vorsicht bei Patienten mit eingeschränkter Nierenfunktionsleistung, Glaukom oder Vergrößerung der Prostata. Vorsicht im Straßenverkehr.

Arzneimittel	**Polihexanid** ✔
Handelspräparate	Lavanid® Wundgel, Draco® Wundgel
Anwendung	Zum Befeuchten und Reinigen von Wunden Zum Auftragen auf die Haut Als Ergänzung einer antiseptischen Wundbehandlung
Wirkung	Tötet die meisten Viren, Bakterien, Pilze ab
Häufigste Nebenwirkung	Brennen auf der Haut
Hinweise	Nicht in der Nähe von Knorpeln oder Gelenken anwenden.

Arzneimittel	**Protonenpumpenhemmer** Kapseln, bestimmte Stärken/Packungsgößen, nicht verschreibungspflichtig, fragen Sie Ihren Apotheker
Handelspräparate	Omeprazol, Pantoprazol jeweils als Generika
Anwendung	Sodbrennen Als Alternative zu Antazida und H2-Blockern.
Wirkung	Vermindert die Sekretion von Magensäure
Häufigste Nebenwirkung	Kopfschmerzen, Bauchschmerzen, Verstopfung, Durchfall, Blähungen, Übelkeit/Erbrechen, Schwindel, Schlaflosigkeit, Schwindel, Empfindungsstörungen, Schläfrigkeit, erhöhte Leberenzymwerte, Ekzeme, Juckreiz, Hautausschlag, Nesselsucht, Knochenfrakturen, Wassereinlagerung
Hinweise	Nur kurzfristig anwenden Fragen Sie Ihren Apotheker nach möglichen Wechselwirkungen.

Arzneimittel	**Schlüsselblumenextrakt** ✔
Handelspräparate	Oft in Form von pflanzlichen Kombinationspräparaten mit großer Auswahl, fragen Sie Ihren Apotheker
Anwendung	Schleimhusten Zum Einnehmen Siehe auch Thymianextrakt, Efeuextrakt oder Extrakte aus Eukalyptus, Orange, Myrte, Zitrone
Wirkung	Schleimlösend, Auswurf fördernd
Häufigste Nebenwirkung	Je nach Präparat, beachten Sie bitte den Beipackzettel

Arzneimittel	**Thymianextrakt**	✔
Handelspräparate	Oft in Form von pflanzlichen Kombinationspräparaten mit großer Auswahl, fragen Sie Ihren Apotheker	
Anwendung	Schleimhusten Zum Einnehmen Siehe auch Schlüsselblumenextrakt, Efeuextrakt oder Extrakte aus Eukalyptus, Orange, Myrte, Zitrone	
Wirkung	Schleimlösend, Auswurf fördernd	
Häufigste Nebenwirkung	Je nach Präparat, beachten Sie bitte den Beipackzettel	

Arzneimittel	**Xylometazolin/Oxymetazolin** Tropfen, Spray	✔
Handelspräparate	Otriven®, Olynth®, Nasivin®, Wick®Sinex Generika	
Anwendung	Schnupfen Zum Einsprühen in die Nase	
Wirkung	Abschwellen der Nasenschleimhaut	
Häufigste Nebenwirkung	Brennen und Trockenheit der Nasenschleimhaut, Niesen Nach Abklingen der Wirkung verstärkte Schleimhautschwellung, Nasenbluten	
Hinweise	Nicht länger als 7 Tage hintereinander anwenden. Nicht bei trockener Nase. Vorsicht bei erhöhtem Augeninnendruck, schweren Herz-Kreislauf-Erkrankungen (zum Beispiel koronarer Herzkrankheit, Bluthochdruck), Stoffwechselstörungen, Vergrößerung der Prostata.	

Tees und Lebensmittel nach Bedarf

Beachten Sie bitte die Zubereitungshinweise bei Tees. In der Apotheke gibt es fertige Tees und Mischungen in Arzneiqualität. Zudem erhalten Sie dort oft auch lose Teeware.

Zutaten aus der Küche	Wogegen? Hinweise
Anissamen	
Zum Trinken als Tee	Gegen Blähungen
Baldrianwurzel	
Zum Trinken als Tee	Bei Schlafstörungen
Eibischwurzel	
Zum Trinken als Tee	Bei Schleim- und Reizhusten
Fenchelsamen	
Zum Trinken als Tee	Gegen Blähungen
Hopfenblüten	
Zum Trinken als Tee	Bei Schlafstörungen
Kamillenblüten	
Zum Trinken als Tee	Bei Magen-, Darmbeschwerden
Zum Inhalieren	Bei Erkältungen
Ingwerwurzel	
Zum Trinken als Tee	Bei Übelkeit
Kartoffeln	
Gekocht/ heiß als Packung zum Auflegen	Nachbehandlung von Sportverletzungen
Kümmelsamen	
Zum Trinken als Tee	Gegen Blähungen
Lavendelblüten	
Zum Trinken als Tee	Bei Schlafstörungen
Lavendelöl zur Aromatherapie	Bei Schlafstörungen

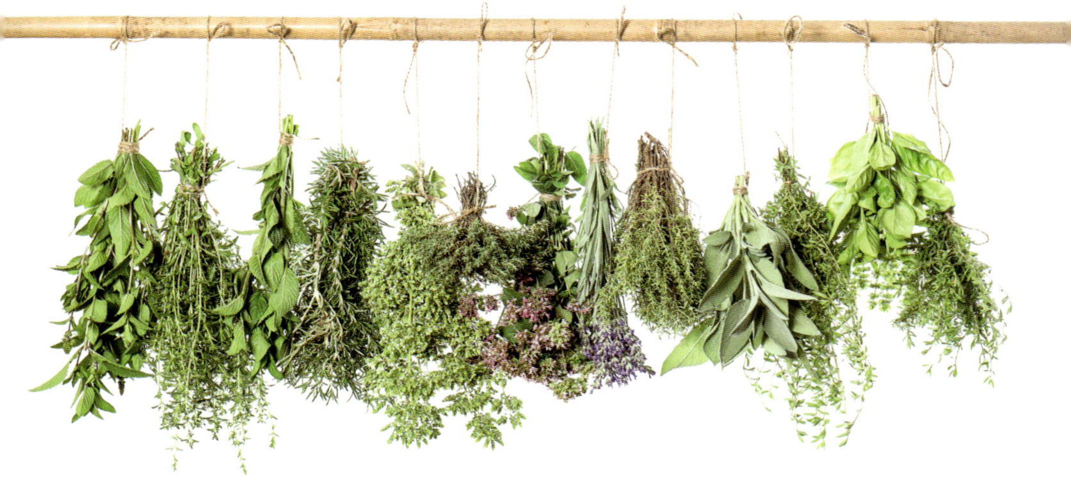

Zutaten aus der Küche	Wogegen? Hinweise
Leinsamen	
Zum Einnehmen	Gegen Verstopfungen. Viel trinken, Leinsamen schroten
Melissenblätter	
Zum Trinken als Tee	Bei Schlafstörungen
Pfefferminzblätter	
Zum Trinken als Tee	Bei Verdauungsstörungen
Pfefferminzöl zum Einreiben	Bei Kopfschmerzen
Salbeiblätter	
Zum Trinken als Tee	Wirkt antientzündlich
Zum Gurgeln als Tee	
Thymiankraut	
Zum Trinken als Tee	Bei verschleimtem Husten
Zwiebeln	
Zum Einreiben oder als Zwiebelpäckchen zum Auflegen auf die Haut, zum Einnehmen als Zwiebelsaft	Bei Husten, Insektenstichen, Ohrenschmerzen

Liste der empfohlenen Hilfsmittel

Hilfsmittel	Hinweis
Dampfinhalator	Achten Sie auf eine einfache Reinigungsmöglichkeit!
Dreiecktuch	1 Stück gemäß ÖNORM K 2122
Einmalhandschuhe	Verschiedene Größen
Elastische Binden (Idealbinden)	je 2 Idealbinden, z.B. Breite 6,8,10cm
Elastische, selbsthaftende Fixierbinde	1x Breite 8cm
Fieberthermometer	Digital
Heftpflaster	1 Rolle, Breite 2,5cm
Hydrokolloid-haltige Wundauflagen	Verschiedene Größen
Kühlkompressen	Am besten gleich im Kühlschrank aufbewahren
Metallbeschichtete Wundauflage	6 Stück, 10x10cm
Mullbinden	Verschiedene Breiten, 2 bis 4 Stück, z.B. Breite 6-8cm
Pflasterstrips	Sortiment, Fingerpflaster nicht vergessen
Pflasterschnellverband	6 Stück, 6x10cm
Splitterpinzette	aus Metall, rostfrei
Schere	1 Stück gemäß ÖNORM K 2121
Sterile Wundauflagen	Verschiedene Breiten
Verband-/ Druckverbandpäckchen	je 2 Stück steril Größe M und G

Hilfsmittel	Hinweis
Verbandklammern und -sicherheitsnadeln	Sortiment
Verbandtuch für Wunden und Brandverletzungen	1 Stück mit Metallbeschichtung 40x60 cm
Wärmeflasche oder Körnerkissen	Je nach Vorliebe
Wundschnellverbände	Verschiedene Breiten
Zeckenzange, Zeckenkarte	Je nach Vorliebe
Zusätzlich	
Repellents	Mittel gegen Mücken- und Zeckenabwehr zum Auftragen auf die Haut

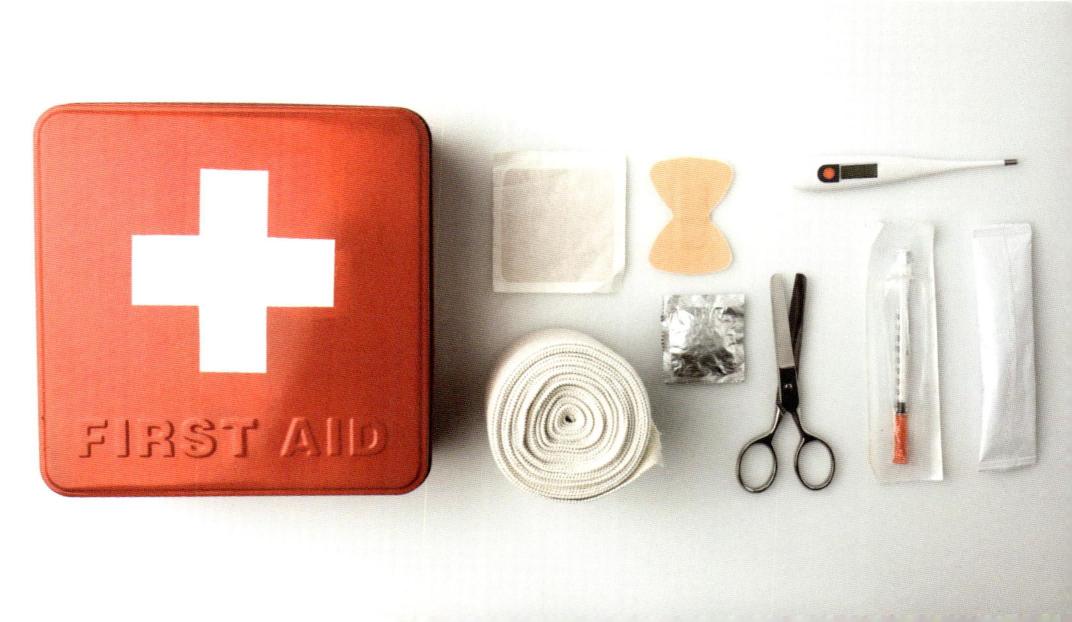

Kapitel IV: Besondere Patienten

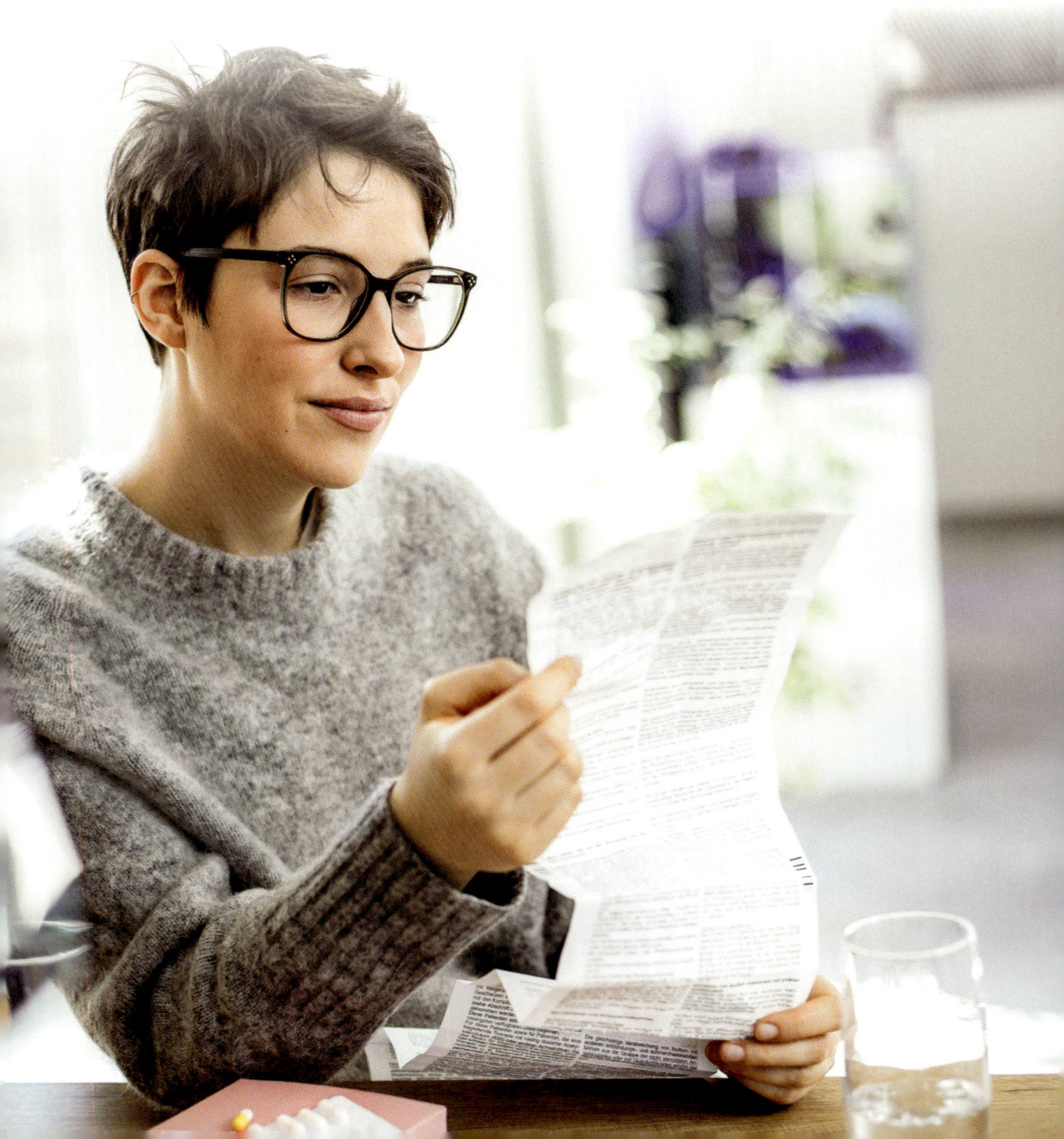

Kinder sind keine kleinen Erwachsenen, Schwangere müssen auf die Unversehrtheit des Ungeborenen und Stillende auf die Gesundheit des Neugeborenen achten. Vieles, was für Erwachse unschädlich ist, kann im Mutterleib oder über die Muttermilch an das Kind übergehen und Schaden anrichten. Die Art und die Dosis der Medikamente ist daher auf jeden Fall mit einem Arzt oder Apotheker abzusprechen.

Gleiches gilt für die Einnahme von Medikamenten im Alter. Neben den altersbedingten Veränderungen der Organfunktionen, die die Ausscheidung und Verteilung im Körper beeinflussen, manifestieren sich zahlreiche chronische Erkrankungen, die häufig einer Dauermedikation bedürfen. Im Durchschnitt nimmt jeder ältere Mensch ab 65 Jahren zwei bis neun Medikamente ein, jeder Zehnte sogar mehr als zehn Medikamente. Hier besteht ein großes Risiko von Wechselwirkungen der eingenommenen Medikamente, die durchaus auch gefährlich werden können.

Allerdings ist das Altern ein sehr komplexer Prozess, der von Mensch zu Mensch anders verlaufen kann. Das kalendarische Alter entspricht sehr oft nicht dem körperlichen Alter. Vererbte Veranlagungen, Vorerkrankungen, der Lebensstil, die Lebenseinstellung und die Gesundheitsversorgung beeinflussen unsere Gesundheit und unsere körperliche Verfassung. Dies alles sollte bei der Einnahme von Medikamenten im Alter berücksichtigt werden. Auch hier erhalten Sie wieder kompetenten Rat von Ihrem Arzt oder Apotheker.

Arzneimittel bei Kindern

Gerade Klein- und Schulkinder fangen sich – unter anderem wegen der noch nicht voll erstarkten Immunabwehr – immer wieder Infekte ein. Oder sie verletzen sich beim Spielen und Herumtollen im Freien. Entsprechend oft führt der Weg der Eltern zur Hausapotheke. Kein Wunder, dass Mittel zur Wundversorgung oder zur Behandlung dort einen besonders großen Platz einnehmen. Doch Mittel für Erwachsene eignen sich oft nicht für kleine Patienten, sie können für sie sogar gefährlich sein. Selbst Medikamente für Kinder bis hinauf ins Jugendlichenalter darf man nicht ohne weiteres Säuglingen und Kleinkindern verabreichen.

Bei Medikamenten für Erwachsene fehlen zudem häufig genaue Angaben für die Dosierung bei kleinen Patienten. Das viele Jahre geltende Motto „Bei Kinder nehme man die Hälfte ..." gilt wissenschaftlich mittlerweile als überholt. Denn Stoffwechsel und Wasserhaushalt funktionieren beim Kind oft nach anderen Regeln, sodass man die Verhältnisse im Körper eines Erwachsenen nicht einfach auf einen Kinder-Organismus herunterrechnen kann. Manche Arzneistoffe sind generell für die frühe Lebensphase völlig ungeeignet. Zwar kann ein Hustenmittel für Schulkinder in höherer Dosierung ohne weiteres auch Erwachsenen helfen, in der Säuglings- und Kleinkindsphase jedoch gefährlich sein.

Wiederum kann ein Arzneistoff, den eine stillende Mutter ohne Rücksprache mit ihrem Arzt oder Apotheker einnehmen würde, für das Neugeborene unbedenklich sein, weil der Stoff nicht aus dem mütterlichen Blut in die Brustmilch übertreten kann. Ein anderer arzneilicher Wirkstoff dagegen muss in der Stillperiode konsequent gemieden werden, weil er beim regelmäßigen Stillen in zu hoher Konzentration in den Säugling gelangen könnte und für diesen gesundheitlich bedenklich wäre. Es empfiehlt sich also unbedingt, alle Arzneimittel der Hausapotheke bereits in der Schwangerschaftsperiode anhand der Packungsbeilagen zu sichten oder in der Apotheke des Vertrauens durchmustern zu lassen.

Im Alltag hilft eine deutliche Kennzeichnung auf dem Karton des Arzneimittels. Ein grünes „K" weist etwa auf ein Präparat hin, das sich auch für Kinder eignet. Ein rotes „S" zeigt, dass man das Präparat nicht während der Schwangerschaft oder der Stillzeit verwenden darf.

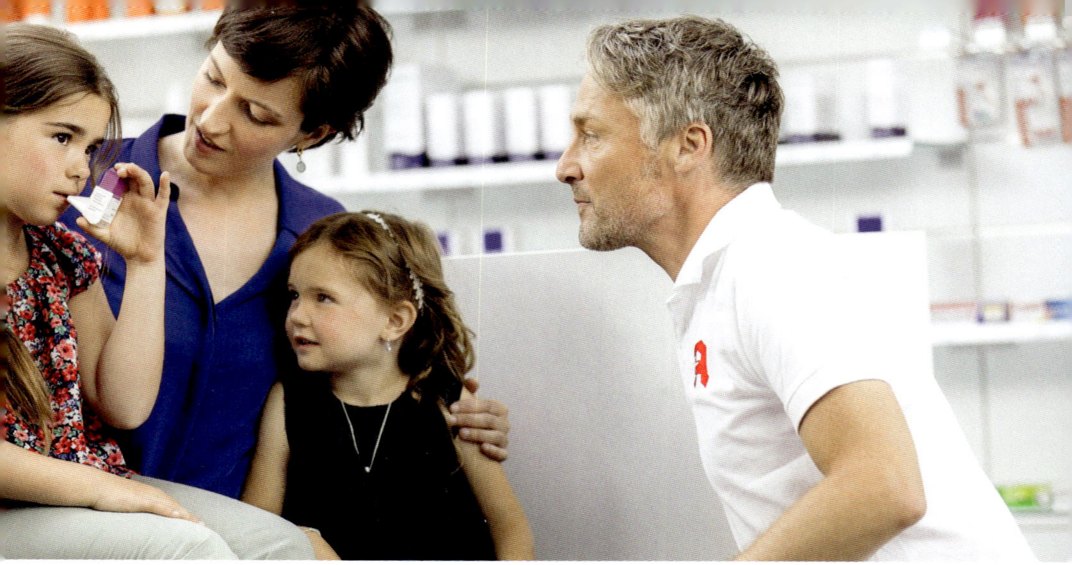

Bei Arzneimitteln gilt: Kinder sind keine kleinen Erwachsenen.

Eine bedeutende Rolle spielt auch die kindgerechte Darreichungsform. Kleine Patienten können keine Tabletten schlucken. Zäpfchen eignen sich zwar für Babys, Jugendliche akzeptieren sie dagegen kaum. Für jüngere Kinder müssen Eltern Tabletten oft zerkleinern und in Flüssigkeiten oder Lebensmittel geben. Kinder sind keine kleinen Erwachsenen und Jugendliche sind keine großen Kinder.

Es versteht sich von selbst, dass bei Kindern im Haushalt viele Medikamente in einer für Kinder zugelassenen Dosierung und Zubereitung vorgehalten werden sollten. Bei Säuglingen in der Familie empfehlen sich zusätzlich Medikamente gegen Zahnungsbeschwerden und gegen entzündete Haut im Bereich der Windeln.

Bei Säuglingen in der Familie

(zusätzlich zum Inhalt für Erwachsene)

- Medikamente gegen Zahnungsbeschwerden
- Cremes/Salben gegen entzündete Haut im Windelbereich
- Gegen Fieber: Zäpfchen oder Saft in altersgerechter Dosierung
- Kochsalz-Nasenspray
- Für Säuglinge geeigneter Erkältungsbalsam
- Gegen Blähungen: Entschäumer
- Notfallmedikamente bei Vergiftungen: Aktivkohle/Entschäumer (nur nach telefonischer Rücksprache mit Giftnotruf/Arzt)

Bei Kleinkindern in der Familie
(zusätzlich zum Inhalt für Erwachsene)

- Cremes/Salben gegen entzündete Haut im Windelbereich
- Gegen Fieber: Zäpfchen oder Saft in altersgerechter Dosierung
- Hustenlöser
- Kleinkinder-Nasenspray
- Elektrolyt-Lösung (bei Durchfall)
- Für Kleinkinder geeigneter Erkältungsbalsam
- Notfallmedikamente bei Vergiftungen: Aktivkohle/Entschäumer (nur nach telefonischer Rücksprache mit Giftnotruf/Arzt)

Bei Schulkindern in der Familie
(zusätzlich zum Inhalt für Erwachsene)

- Gegen Fieber: Zäpfchen oder Saft in altersgerechter Dosierung
- Kinder-Nasenspray
- Elektrolyt-Lösung (bei Durchfall)
- Notfallmedikamente bei Vergiftungen: Aktivkohle/Entschäumer (nur nach telefonischer Rücksprache mit Giftnotruf/Arzt)

Arzneimittel in Schwangerschaft und Stillzeit

„Lesen Sie die Packungsbeilage", heißt es in jeder Werbung für Arzneimittel. Dieser Ratschlag empfiehlt sich grundsätzlich für jeden Patienten. Doch für werdende Mütter oder in der Stillzeit spielen die Hinweise für Medikamente eine besonders wichtige Rolle. Es gibt Arzneimittel, die das ungeborene Kind oder den Säugling schädigen können. Zu anderen liegen keine Daten vor, sodass der Hersteller vorsichtshalber von einem Einsatz in der Schwangerschaft und Stillzeit abrät. Seit dem Conterganskandal in den 60er Jahren sind die rechtlichen Vorschriften deutlich strenger geworden. Bei manchen Arzneistoffen – ganz überwiegend solchen, die der Verschreibungspflicht unterliegen – muss der Arzt bei Verwendung während der Schwangerschaft oder Stillzeit das Nutzen-Risiko-Verhältnis gewissenhaft abwägen. In diesem Fall ist die Einschätzung des Frauenarztes, der die Schwangerschaft begleitet, unverzichtbar. Er wird der werdenden Mutter gegebenenfalls auch sagen, ob die Dosierung angepasst werden soll oder ganz genau auf bestimmte Nebenwirkungen geachtet werden muss. Diese besondere Situation unterstreicht noch einmal, dass „Hausmittelchen" und verschreibungspflichtige Medikamente keinesfalls „bunt durcheinander" in der Hausapotheke gelagert werden sollten. Letztere am besten mit dem Namen des Patienten versehen und getrennt von der „normalen" Hausapotheke aufbewahren!

Fragen beantwortet auch das Pharmakovigilanz- und Beratungszentrum für Embryonaltoxikologie der Charité-Universitätsmedizin in Berlin. Seit 1988 bietet es unabhängige Informationen zur Verträglichkeit von Arzneimitteln in Schwangerschaft und Stillzeit an. Im Oktober 2008 wurde das Internetportal **www.embryotox.de** eröffnet. Dort finden sich derzeit Informationen zu mehr als 400 Arzneimitteln. Die Angaben beruhen auf aktuellen wissenschaftlichen Daten.

Bei Fragen lässt sich online ein Fragebogen ausfüllen.
Zudem gibt es die Möglichkeit, unter 030 450 525 700 anzurufen.

Die Sprechzeiten sind Montag bis Freitag von 9 Uhr bis 12.30 Uhr und 13.30 Uhr bis 16 Uhr (außer Mittwoch).

Arzneimittel in der Schwangerschaft nur nach Rücksprache mit dem Arzt oder Apotheker einnehmen.

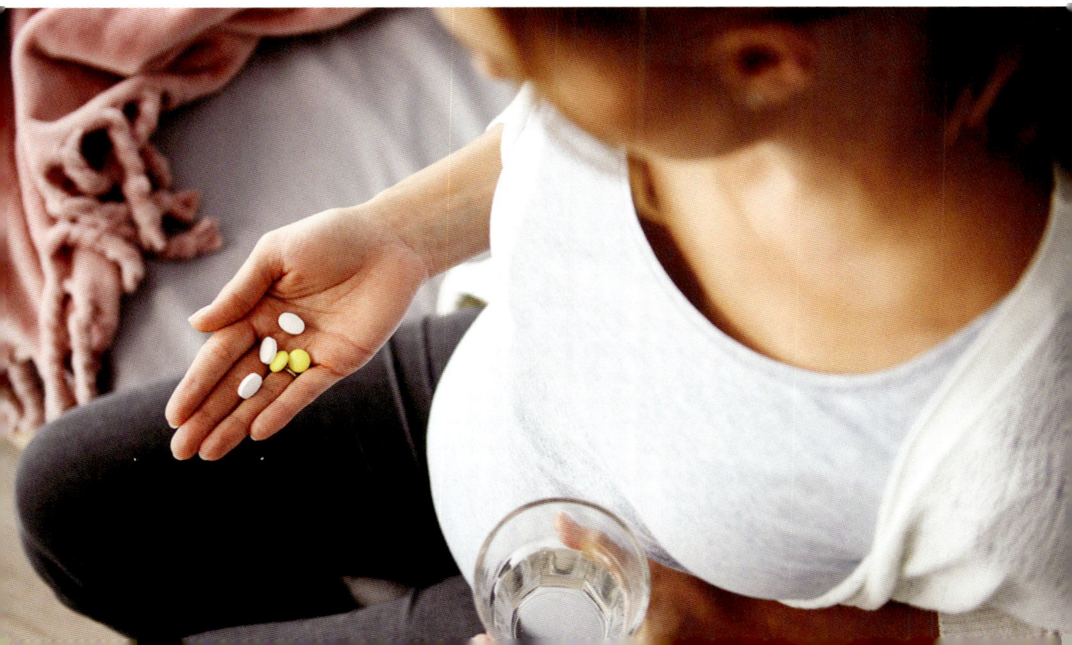

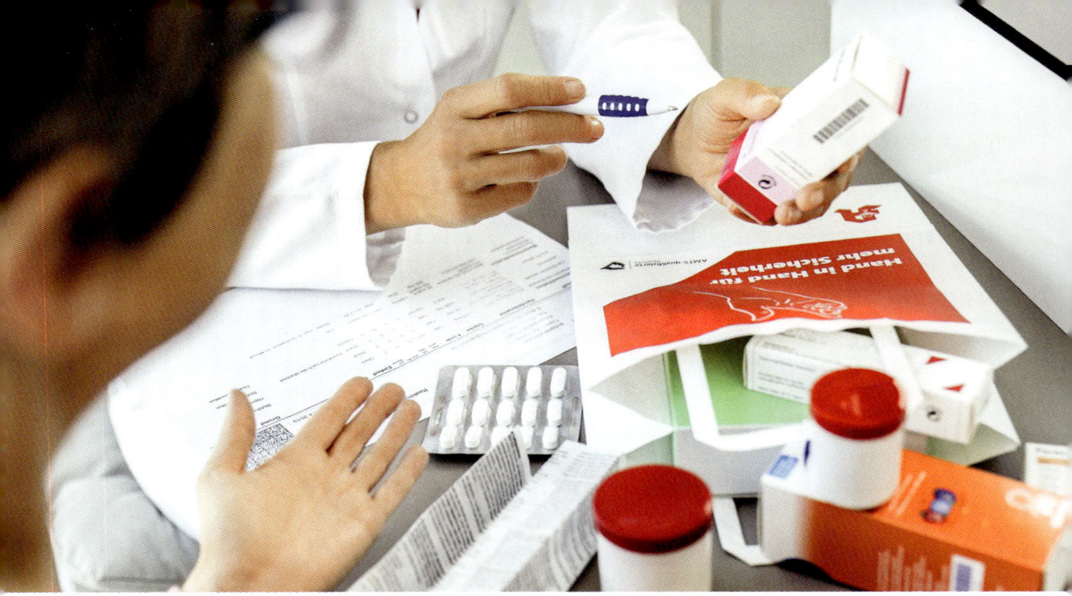

Überblick behalten! Mit dem Alter steigt oft auch die Zahl der eingenommenen Medikamente.

Arzneimittel im höheren Lebensalter

In der Bundesrepublik leben rund 13,7 Millionen Menschen ab 70 Jahren. Durchschnittlich jeder zweite Patient dieser Altersgruppe nimmt dauerhaft drei oder mehr Arzneimittel ein. Oft gegen chronische Erkrankungen wie Diabetes, Herzleiden, Parkinson oder rheumatische Beschwerden. Da fällt es nicht immer leicht, den Überblick zu bewahren. Einige Mittel heißen ähnlich, andere sehen ähnlich aus.

TIPP

TIPP: Den Arzt bei von ihm verordneten Arzneimitteln genau nach Dosis und Einnahmezeitpunkt fragen. Auch hier hilft der „Trick" mit dem Stift und man schreibt etwa „2M" für zwei Tabletten am Mittag auf die Packung.

So wie Kinder keine jungen Erwachsenen sind, sind ältere Menschen nicht mit jungen Erwachsenen gleichzusetzen. Der pH-Wert und die Zusammensetzung des Magensaftes unterscheiden sich. Die Durchblutung des gesamten Verdauungskanals nimmt im Alter ab, was zu langsamerer und/oder mengenmäßig geringerer Wirkstoffaufnahme führen kann. Entsprechend wirken diese erst verzögert und eventuell auch schwächer. Daran sollten Sie denken, wenn Sie sich von einer Medikamenteneinnahme eine möglichst schnelle und starke Wirkung erhoffen, etwa bei Kopfschmerzen und Reiseübelkeit.

Viele Senioren merken, dass mit den Jahren unerwünschte Wirkungen von Arzneimitteln öfter auftreten oder sich verstärken. Grund: Die zugeführten Wirkstoffe scheiden die Nieren zögerlicher aus oder die Leber baut sie langsamer ab. Nebenwirkungen wie zum Beispiel Übelkeit und Erbrechen oder Blähungen und Durchfall oder Geschmacksstörungen fallen in dieser Lebensphase aus dem genannten Grund gelegentlich heftiger oder langwieriger auf. Oft bringen ältere Menschen diese Nebenwirkungen gar nicht mit den Medikamenten in Verbindung, sondern schieben sie auf das Alter. Wer denkt schon – wenn die Packungsbeilage nicht gründlich gelesen wurde – daran, dass das Diabetesmedikament Metformin Durchfall fördert?

Eine wichtige Rolle spielen für Senioren auch vermeintliche Bagatellerkrankungen. Das gilt insbesondere für Entzündungen, etwa des Zahnfleischs oder der oberen Atemwege. Hier bringen einfache Arzneimittel wie Mund- und Rachendesinfektionsmittel oft nicht mehr die Linderung wie in jungen Jahren. Das liegt meistens an der mit den Jahren schwächer werdenden Immunabwehr. Suchen Sie deswegen lieber zu früh als zu spät einen Arzt auf. Aus manch einem scheinbar harmlosen Atemwegsinfekt hat sich schon eine lebensbedrohliche Lungenentzündung entwickelt.

Ebenfalls ein wichtiger Punkt: Medikamente wie etwa Beruhigungs- oder sogenannte „leichte" Schlafmittel. Selbst nicht verschreibungspflichtige Präparate sollte man im Alter nicht immer wieder ohne Rücksprache mit einem Apotheker oder Arzt einnehmen. In jüngeren Jahren scheinen sie unbedenklich zu sein. Doch bei Senioren können solche Mittel beispielsweise Benommenheit oder Schwindel auslösen und die Gefahr schwerer Stürze provozieren. Auch hier hilft es, jedes Mittel der Hausapotheke mit dem Einkaufsdatum zu versehen. Zudem unterstützt die Stammapotheke dabei, das Arzneisortiment regelmäßig unter die Lupe zu nehmen.

Das gilt nicht nur für die Haltbarkeit. Die Apotheke untersucht die Medikamente auch auf mögliche Wechselwirkungen. Das gilt nicht nur für verschriebene und rezeptfrei erworbene Arzneimittel, sondern auch für Nahrungsergänzungsmittel wie Vitamine, Spurenelemente und Mineralstoffe. Das sichert den Behandlungserfolg bestmöglich ab. Denn selbst pflanzliche Präparate wie das gerne gegen leichtere Depression eingenommene Johanniskraut oder Lebensmittel wie Milch oder Grapefruitsaft können zu ernsten Wechselwirkungen führen.

Arzneimittel bei Grund- und/oder Begleiterkrankungen

Nicht nur Medikamente beeinflussen sich gegenseitig in ihrer Wirkung. Auch Begleiterkrankungen und Grundleiden sowie Leber- und Nierenleiden können die übliche Wirkweise und Nebenwirkungen von Arzneimitteln verändern. Zum Teil sogar drastisch. Das gilt etwa, wenn Rheumapatienten regelmäßig ein Kortisonpräparat einnehmen oder man im Rahmen der Selbstmedikation Abführmittel in höheren Dosen verwendet. In beiden Fällen besteht das Risiko, zu viel Kalium zu verlieren. Mögliche Folge: eine schwer wiegende Muskelschwäche und Atemstörungen bis hin zu einer lebensbedrohlichen Verschlechterung der Herzleistung.

Das Schmerzmittel Acetylsalicylsäure (ASS) kann als seltene Nebenwirkung Anfälle von Atemnot ähnlich wie bei Asthma auslösen. Hieran sollten deshalb vor allem Asthmatiker denken und – wo möglich – auf ein anderes Schmerzmittel ausweichen. Asthmakranke müssen häufig zur dauerhaften Unterdrückung ihrer Atemwegsentzündungen das bereits oben erwähnte Kortison täglich inhalieren. Zwei recht typische Risiken einer solchen Dauermedikation sind ein Pilzbefall der Mund- und Rachenschleimhaut sowie ein lästiges Heiserkeitsgefühl. Ersteres erfordert auf jeden Fall einen Besuch beim Arzt, der eine wirksame Behandlung einleitet und über zukünftige Vermeidungsmaßnahmen berät. Von einer Pilzinfektion sind auch Diabetiker in erhöhtem Maße betroffen. Ihre Immunabwehr ist bedingt durch diese Stoffwechselerkrankung geschwächt.

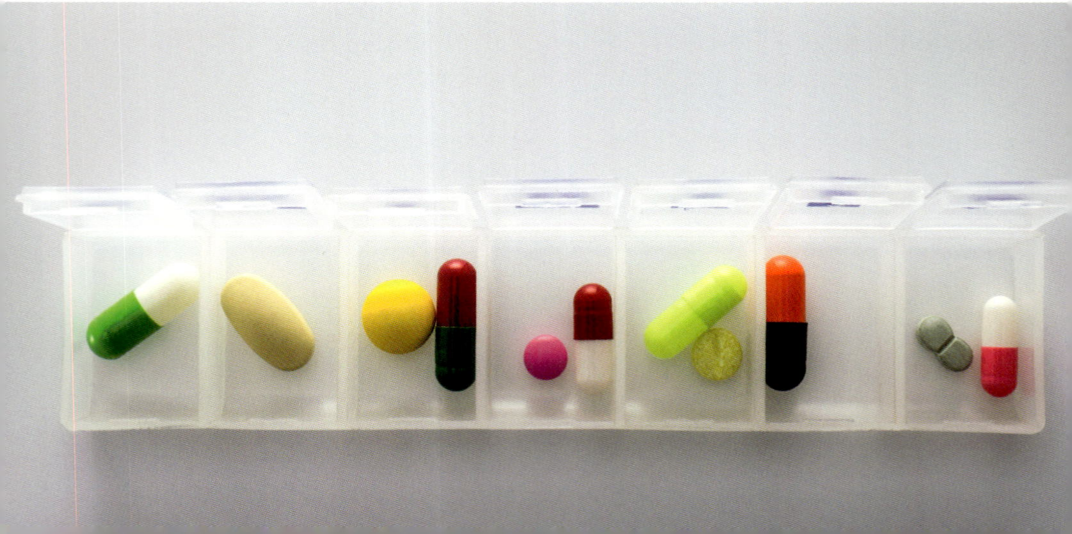

Kapitel V: Checkliste

Medikamente		Kinder berücksichtigt?
bei Insektenstichen	●	●
bei Lippenbläschen/Fieberbläschen	●	●
bei Sportverletzungen	●	●
Desinfektionsmittel	●	●
gegen Allergien	●	●
gegen Blähungen	●	●
gegen Durchfall	●	●
gegen Fieber	●	●
gegen Halsschmerzen	●	●
gegen Schlafstörungen	●	●
gegen Schmerzen	●	●
gegen Schnupfen	●	●
gegen Sodbrennen (Reflux)	●	●
gegen trockenen Husten	●	●
gegen Übelkeit/Erbrechen/Reisekrankheit	●	●
gegen verschleimten Husten	●	●
gegen Verstopfung	●	●
zur Wundversorgung, Wundheilung	●	●

Repellents	●	●

Hilfsmittel		Kinder berücksichtigt?
Dampfinhalator	●	●
Einmalhandschuhe	●	
Fieberthermometer	●	●
Kühlkompressen	●	
Pinzette	●	
Schere	●	
Verbandschere	●	
Wärmeflasche/Körnerkissen	●	
Zeckenzange/-karte	●	

Verbandmaterial		Kinder berücksichtigt?
Dreieckstuch	●	
Elastische Binden	●	
Hydrokolloid-haltige Wundauflagen	●	
Mullbinden	●	
Pflaster	●	
Verbandklammern, Sicherheitsnadeln	●	
Verbandpäckchen, Druckverbände	●	
Verbandtuch	●	

Ihre Ergänzungen nach persönlichem Bedarf